MANUEL

DE SANTÉ,

OU

L'ART DE GUÉRIR SOI-MÊME

LES DARTRES

ET

LES MALADIES ORGANIQUES,

PAR LE DOCTEUR

GIRAUDEAU DE SAINT-GERVAIS,

RUE RICHER, N° 6 BIS, A PARIS.

MANUEL DE SANTÉ,

OU

L'ART DE GUÉRIR SOI-MÊME

LES DARTRES

ET

LES MALADIES ORGANIQUES,

PROVENANT DE L'ACRETÉ DES HUMEURS,

EN DÉTRUISANT LEUR PRINCIPE

PAR LE TRAITEMENT VÉGÉTAL DÉPURATIF

DU

DOCTEUR GIRAUDEAU DE SAINT-GERVAIS,

Médecin de la Faculté de Paris, ex-élève des hôpitaux et hospices civils, ancien membre de l'école pratique de la Faculté de Médecine, et correspondant de plusieurs Académies et Sociétés savantes nationales et étrangères.

A PARIS,

CHEZ L'AUTEUR (VISIBLE DE 9 HEURES A 11 HEURES),

RUE RICHER, N° 6 BIS, PRÈS LE BOULEVARD MONTMARTRE.

Consultations dans la journée à la pharmacie, rue J.-J. Rousseau, n° 21.

Dans les départemens et à l'étranger,

On peut s'adresser, avec toute confiance, aux Correspondans
qui sont indiqués à la fin de cet ouvrage.

1834.

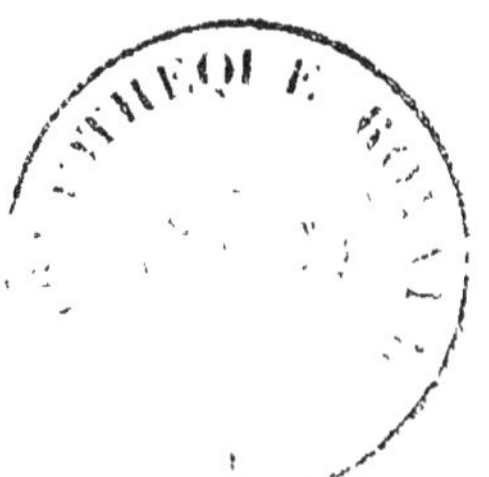

TABLE DES MATIÈRES.

AVIS AUX MALADES.

De toutes les maladies qui affligent l'espèce humaine, les affections de la peau sont les plus communes et les plus dangereuses, et cependant il n'en est pas que l'on traite avec plus d'insouciance et de légèreté. Il n'existe aucun bon livre sur ce sujet; on s'est occupé de leur description, de leur forme extérieure, comme l'a fait le docteur Alibert; mais quant au traitement, il s'est toujours borné aux moyens extérieurs, et c'est encore la seule méthode suivie par les médecins français. Le plus souvent, ils dédaignent de s'occuper des maladies de peau au premier degré, et bientôt après, reconnaissant leur impuissance, ils abandonnent le malade, qui se jette alors dans les bras de tous ceux qui lui présentent quelque traitement. Le but que je me propose est d'éclairer les médecins et les gens du monde sur la nature des dartres et de toutes les maladies de la peau, et d'indiquer une méthode sûre de s'en guérir.

Je parlerai ensuite de tous les accidens qui peuvent être occasionnés par l'impureté du sang et l'acrimonie des humeurs, telles que gales nouvelles ou anciennes, ulcères de mauvaise nature, abcès, maladies des femmes, altérations du système nerveux, etc., et je prescrirai les divers remèdes que l'on doit employer pour parvenir à la guérison, quand les phénomènes des maladies proviendront non de l'altération et de la destruction des organes, mais seulement de la perversion des fonctions de la vie. Cet ouvrage, dégagé de discussions et de controverses scientifiques, sera facile à comprendre, car je n'ai pas cherché à établir des paradoxes d'imagination, mais à démontrer clairement ce que je croyais le mieux prouvé. Personne n'ignore que l'homme le plus superficiel en médecine comme en politique, peut, par l'énergie du style, persuader et même convaincre, mais l'éloquence n'est pas toujours à l'abri de l'erreur, et l'envie de briller et de passer pour savant, est l'ennemie que la raison et la vérité redoutent le plus; ce qui a fait dire à Montaigne, qu'en toutes choses on doit choisir non pas le plus savant, mais le mieux savant. Fidèle à ce précepte, je terminerai mon travail par des observations authentiques de guérison, qui sont en médecine au-dessus de tous les argumens et de toutes les phrases de rhétorique, car la médecine est fille de l'expérience, et chaque fois qu'on a voulu substituer des raisonnemens théoriques aux faits, on est tombé dans l'erreur. Aussi la médecine posséderait-elle un haut degré de certitude, si ceux qui l'ont cultivée avaient apporté autant de soin à observer les faits qu'à les expliquer; car dès qu'un fait est bien constaté, il existe et ne peut plus périr, puisque tel est le partage de la vérité, que le temps ne l'use ni ne l'affaiblit.

Après avoir suivi les cours des plus célèbres professeurs et les visites de l'hôpital Saint-Louis, de l'Hôtel-Dieu et de la Charité où j'ai été élève externe, je me suis procuré les ouvrages qui ont traité des maladies chroniques, et après les avoir bien étudiés et avoir donné des consultations publiques pendant plusieurs années, j'ai voulu connaître les diverses méthodes employées à l'étranger; j'ai visité, en 1832 et 1833, les hôpitaux de Londres, d'Édimbourg, de Genève, de Rome, de Naples, de Palerme, et dans un voyage que j'ai fait en Grèce et en Turquie, j'ai puisé des documens qui m'ont servi à perfectionner la méthode que j'employais, et m'ont encouragé à offrir au public le résultat de mes études et de mes nouvelles observations.

MANUEL DE SANTÉ.

ART DE GUÉRIR

LES AFFECTIONS DE LA PEAU

ET LES MALADIES HUMORALES.

CHAPITRE IER.

DESCRIPTION DES DARTRES.

Les dartres consistent dans une irritation chronique de la peau, qui se présente sous une multitude de formes différentes. Quand elles commencent à se déveloper, on aperçoit sur la peau un assemblage de petits boutons épars ou réunis, dont l'apparition est annoncée par une tension et une légère démangeaison. Bientôt ces boutons se rompent et laissent échapper un liquide qui, en se desséchant, forme des écailles farineuses ou croûteuses, qui corrode la peau et forme des ulcères douloureux et rongeans, si l'art ne parvient pas à en arrêter la marche. Ces maladies attaquent tous les âges et toutes les classes de la société ; leur marche insidieuse trompe toujours celui qui en est atteint, car elles augmentent ou diminuent selon les saisons ; elles disparaissent, reviennent encore, ou se changent en d'autres affections qui semblent n'avoir avec elles aucune corrélation. Ce qui rend surtout ces maladies fort dangereuses, c'est que quand elles sont parvenues à certain degré, elles deviennent contagieuses ; alors le malade devient un objet de crainte et d'horreur pour tous ceux qui l'environnent. L'aspect des dartres est si repoussant que, même à leur début, chacun s'en occupe avec inquiétude, et malgré toutes les précautions dont le malade s'entoure, cette infirmité est toujours connue, et la société frappe d'excommunication morale tous ceux qui sont présumés en être atteints. Il me souviendra toujours d'une vengeance atroce exercée par une dame qui a empêché le mariage de deux sœurs, en écrivant secrètement aux prétendans, qu'il régnait dans la famille une infirmité héréditaire, qui était une dartre vive à la poitrine : comment prouver le contraire? Un certificat du médecin de la famille attestant la fausseté de l'imputation, ne fit, en quelque sorte, qu'empirer leur position, car alors ce fut la conversation générale de leur société qui s'étayait du proverbe italien *non fumo senza fuoco*, aussi depuis ce temps là, il ne s'est plus présenté personne pour les épouser.

CAUSES : CONTAGION.

Quoique paraissant toujours à la superficie de la peau, les dartres ne sont pas des maladies locales ; leur cause est analogue au virus ou au venin de la gale, de la syphilis, des écrouelles, qui également se montrent à la périphérie, et qui cependant doivent être combattues par des agens internes. Les causes qui produisent ces maladies sont très-variées ; les principales sont une disposition héréditaire, une profession sédentaire, une grande délicatesse de peau, l'habitation des climats chauds, l'usage des vêtemens de laine sur la peau, la malpropreté, une mauvaise nourriture, les écarts de régime, le défaut d'un bon allaitement, l'usage des liqueurs échauffantes, la masturbation, les affections vénériennes, scrophuleuses, scorbutiques, ou l'usage des mercuriaux, la suppression des règles, d'un vésica-toire, d'une évacuation habituelle, la goutte, l'âge critique chez les femmes, etc. On a vu les dartres se communiquer par un bai-ser, par un cigare, par un verre ou par un rasoir qui avait servi à un individu qui en était infecté. Voir l'observation page 44.

De ce que les dartres ne sont pas toujours contagieuses, quelques auteurs en ont déduit la conséquence qu'elles ne l'étaient jamais ; cependant l'expérience de tous les jours, de tous les momens, démontre qu'au deuxième et au troisième degré, quand elles laissent échapper une suppuration jaunâtre, ou que les écailles sont en contact avec la peau d'un enfant, ou sur une partie dénuée d'épiderme, comme la bouche, les yeux, les parties génitales, elles se transmettent avec la plus grande facilité : c'est donc avec raison que les préjugés, qui sont, dit-on, la raison des ignorans, les entourent d'une espèce de honte. On craint de toucher les dartreux, de dîner avec eux, de séjourner sous le toit qu'ils habitent ; on a peur de leur haleine, de l'air même qu'ils respirent : ces craintes sont exagérées, sans doute ; mais comment ne pas craindre une maladie dont les effets sont si dangereux, qui, jusqu'à nos jours, a presque toujours été rebelle à la médecine, et qui, plus immuable qu'un patrimoine, se transmet, par héritage forcé, de famille en famille ? Les dartres abandonnées à la nature, ne guérissent jamais ; elles changent de forme, de siége, mais le virus reste intérieurement ; il altère et gangrène le sang qui, comme chair liquide, est le principe et l'âme de la vie physique ; et quoique les dartres ne tuent pas leurs victimes, elles les dessèchent, les corrodent ; elles augmentent leurs maladies et empoisonnent leurs plaisirs en les rendant à charge à eux-mêmes et aux autres. Les anciens auteurs ne nous ont pas laissé de description des dartres, et l'histoire n'en fait remonter l'origine qu'aux croisades ; tout prouve qu'elles ne sont qu'une dégénérescence de la lèpre (*), dont la malignité s'est affaiblie dans nos climats, semblable à une plante exotique qui languit et s'étiole sous un ciel étranger. En effet, après le retour des croisés, on fut obligé d'établir un grand nombre d'hôpitaux, pour les lépreux, dans toute l'Europe ; puis peu à peu, la lèpre s'est changée en maladies de peau ; les *ladreries* ont disparu, mais le virus est resté, et dans certaines

(*) Voyez l'observation pages 47 et 48.

circonstances, il produit encore tous les phénomènes dont Job, mourant sur un fumier, nous a laissé l'effrayant tableau. Comme on s'est familiarisé avec ces maladies, on a remarqué que, depuis trente ans, elles ont augmenté dans une proportion tellement effrayante, qu'on peut les regarder comme le génie familier de l'espèce humaine.

DANGERS DES REMÈDES RÉPERCUSSIFS.

Les dartres sont généralement une maladie grave et opiniâtre; le plus souvent les personnes peuvent à peine en indiquer l'origine ou la cause. Chez les personnes de quarante à soixante ans, elles deviennent souvent mortelles par les désordres qu'elles suscitent dans les principaux organes et en particulier dans la poitrine ou le bas-ventre où les dépôts dartreux sont d'autant plus à craindre, que la plupart des médecins en méconnaissent presque toujours la nature. Il est très-important de bien questionner les malades quand on est appelé, pour savoir s'il n'y a pas eu d'affections mal guéries. Les accidens provenant de ces répercussions, varient selon les organes où s'opère le déplacement : chez les enfans, ce sont des convulsions; chez les hommes forts, des coups de sang, des inflammations de poitrine ou de bas-ventre; chez les femmes, des rétentions, des spasmes nerveux; chez d'autres, des aliénations mentales, des catarrhes de vessie, des anévrismes, etc. Ce qui a fait dire à un auteur célèbre, *in omnibus morbis suspicanda est lues herpetica.* Beaucoup de maladies chroniques, telles que des maux d'yeux ou d'oreilles, des douleurs nerveuses, des toux opiniâtres, des fleurs blanches, des migraines périodiques, doivent aussi souvent leur origine et leur ténacité à leur complication avec le virus dartreux.

Pour prouver le danger des remèdes astringens, le docteur Alibert (*) cite l'exemple d'une jeune fille qui perdit la vue pour avoir appliqué des topiques réfrigérans sur une dartre pustuleuse

(*) Dictionnaire des Sciences médicales, art. *Dartres.*

à la figure ; il dit encore qu'une dame ayant fait disparaître, par un
remède externe, une dartre squammeuse qu'elle avait au ventre,
dès le douzième jour, elle éprouva un sentiment de cuisson insupportable dans l'intérieur de l'estomac et des intestins ; il lui
semble, dit-elle, dans le fort de ses tourmens, que des charbons
ardens *roulent dans ses entrailles;* elle est dévorée d'une
soif ardente qui la contraint à boire à tous les instans du jour,
et cette soif n'est jamais étanchée, quoique la malade porte
toujours avec elle des bouteilles remplies d'eau rafraîchissante.
Sa salive est devenue épaisse, fétide et comme plâtreuse, et pour
comble d'infortune, ses yeux sont totalement perdus. Pour
peindre leurs souffrances, des individus disent qu'ils ont la
sensation d'un brasier ardent qui les dévore; d'autres, qu'ils
souffrent les tourmens d'un écorché, et qu'ils éprouvent sur le
corps comme une étrille qui les déchire et les brûle tout à la
fois. Une vie pareille, si elle devait durer, ne serait-elle pas
pire que la mort ? n'est-ce pas le martyre de Promethée, ou
l'enfer du Dante? Ces douleurs sont d'autant plus amères que
le plus souvent elles sont le résultat de traitemens entrepris
contre le bon sens et la raison, sans avoir eu recours à aucun
médecin qui s'occupât spécialement de ces affections ; ils ont
suivi aveuglément les conseils d'une infinité de guérisseurs et
d'apothicaires, qui leur ont vendu des onguens et des sirops dont
le moindre inconvénient est d'être constamment inactifs.

DIVISION.

Les dartres varient selon leur type, leurs causes, leurs phénomènes, leur durée et les virus qui les fomentent; elles sont
accompagnées d'accidens qui leur sont communs, tandis que
d'autres sont particuliers à chacune d'elles; un symptôme
général est l'aspérité de la région de la peau qui entoure la
dartre et établit la démarcation de la partie saine de la partie
malade; un autre caractère qui leur est encore spécial est ue

croître par degrés et de s'étendre aux parties voisines , en sorte que l'apparition d'une dartre annonce une éruption qui doit s'étendre ou disparaître pour reparaître en d'autres parties quelquefois très-éloignées de la première ; elles tourmentent particulièrement les malades dans les premiers momens de leur sommeil, et sont irritées , l'hiver, par l'approche d'un bon feu : malgré toute la variété des symptômes dartreux , je pense avec Richerand , que c'est d'après leurs causes seulement qu'il est important d'établir les classifications et les méthodes curatives et spécifiques, car la même dartre peut successivement revêtir toutes les diverses formes qu'on leur assigne, de même que les oiseaux, en grandissant, changent plusieurs fois de plumage ; ainsi , tout en reconnaissant que les dartres proviennent toujours d'un vice interne qui est de même nature , pour plus de facilités , je les diviserai en sept classes , qui , chacune, comprendront plusieurs variétés.

CLASSIFICATION EN SEPT ESPÈCES.

On admet généralement sept espèces de dartres ; plusieurs variétés se rapportent à chacune d'elles.

1re espèce. *Dartre furfuracée.* Exfoliations légères de l'épiderme , semblables à de la farine ou du son.

Variétés. 1re. Dartre furfuracée volante, changeant facilement de siége , et fournissant une grande quantité d'écailles. Elle occupe particulièrement le cuir chevelu, les sourcils, la face externe de l'avant-bras, la face antérieure de la jambe, les environs des parties sexuelles.

2e. Furfuracée arrondie , plaques circulaires à bords plus rudes et plus élevés que le centre. Elles se développent particulièrement autour des articulations.

2e espèce. *Dartre squammeuse.* Exfoliations plus larges que dans l'espèce précédente.

Variétés. 1re. Squammeuse humide, fournissant presque continuellement des gouttes d'une humeur âcre qui cause beaucoup de douleurs. Elle affecte ordinairement les oreilles, le nez, les lèvres, les parties génitales.

2e. Squammeuse orbiculaire, le plus souvent sèche. Elle offre plusieurs cercles concentriques, occupant le milieu des joues.

5e. Squammeuse centrifuge. Cercles ou points orbiculaires, occupant le creux des mains, s'agrandissant du centre à la circonférence jusqu'à ce que la main soit dépouillée entièrement.

4e. Squammeuse lichénoïde. Écailles dures, coriaces, blanchâtres, ressemblant à des lichens.

3e espèce. *Dartre crustacée.* Croûtes jaunes, grises, blanchâtres ou verdâtres, de formes variées, qui tombent plus ou moins promptement et sont remplacées par d'autres croûtes.

Variétés. 1re. Crustacée flavescente. Croûte jaune, présentant l'aspect du miel desséché. Elle occupe souvent le milieu d'une ou de deux joues; elle a de l'analogie avec l'érysipèle.

2e. Crustacée stalactiforme. Croûte semblable aux stalactites, occupant les ailes du nez.

5e. Crustacée musciforme. Croûtes grises, verdâtres, semblables à des mousses, entourées d'une aréole rouge, occupant le dessus des genoux ou le visage.

4e espèce. *Dartre rongeante.* Boutons pustuleux ou ulcères rougeâtres, fournissant un pus ichoreux, augmentant en largeur et en profondeur, et s'étendant quelquefois jusqu'aux muscles et aux os.

Variétés. 1re. Rongeante idiopathique.

2e. Rongeante scrophuleuse. 3e. Rongeante syphilitique. La première appartient à l'affection dartreuse; les deux autres sont symptomatiques du virus vénérien.

5e espèce. *Dartre pustuleuse.* Pustules plus ou moins volumineuses, plus ou moins rapprochées, se couvrant d'écailles et de croûtes légères, qui, après leur chute, laissent la peau plus ou moins rouge.

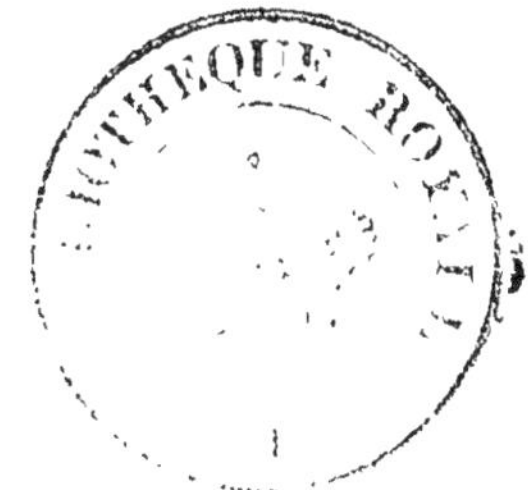

Variétés. 1re. Pustuleuse mentagre. Elle occupe le menton. 2e. Pustuleuse couperose. Petites pustules rouges , rugueuses, irrégulières , occupant le nez, les pommettes, le front. Elles sont très-souvent le résultat de l'abus des liqueurs alcooliques. 3e. Pustuleuse miliaire. Petits boutons blanchâtres et luisans, semblables à des grains de millet. Elle se développe au front ordinairement chez les jeunes filles à l'âge de la puberté. 4e. Pustuleuses disséminées. Boutons rougeâtres plus gros que les précédens, difficiles à guérir. Elle occupe ordinairement la poitrine , les épaules et le visage.

6e espèce. *Dartre phlycténoïde.* Phlyctène remplie de sérosité ichoreuse , de forme et de grosseur variables , laissant après elles des écailles rougeâtres.

Dartre phlycténoïde confluente. Vésicules répandues sur toute la surface du corps, se touchant et se confondant entre elles.

7e espèce. *Dartre érithémoïde.* Petits boutons rouges enflammés , se terminant par des desquammations.

MÉTHODES ORDINAIRES.

La cure des dartres doit être regardée comme une des plus difficiles que présente l'exercice de la médecine ; ce n'est pas comme en d'autres matières ; ici la stérilité naît de l'abondance , et on peut juger de la pauvreté des moyens pharmaceutiques par leur nombreuse nomenclature. En effet, quels moyens n'a-t-on pas employés pour les combattre ? On a tour à tour mis en usage, et avec un succès peu marqué, les bois sudorifiques qui n'agissent que faiblement sur l'appareil des vaisseaux lymphatiques ; les plantes amères et excitantes, telles que la patience , la scabieuse , la fumeterre , la saponaire , la douce-amère , la bardane , la pensée sauvage , le cresson , le raifort sauvage et différens autres végétaux dont on nous a trop vanté les heureux résultats , et qui ne se sont quelquefois montrés utiles que parce que les affections dartreuses étaient liées à d'autres maladies. On a aussi préconisé avec un zèle outré les préparations antimoniales et les pilules mercurielles , mais à tort , car souvent ces dernières préparations ont causé des maladies pires que celles que l'on voulait combattre.

Les personnes chez qui les dartres offrent ordinairement le plus d'accidens sont les jeunes gens et les femmes. En effet, comment une jolie femme pourrait-elle souffrir une tache sur la peau? Aussi, quel qu'en soit le principe , son premier soin est de chercher à la faire disparaître, et celui qui en offre le moyen le plus prompt est toujours celui qui gagne sa confiance. La dartre disparaît , en effet ; mais si elle ne reparaît pas plus dangereuse qu'avant , elle reste à l'intérieur : alors l'appétit se perd, les couleurs se flétrissent, l'embonpoint diminue , et un mouvement d'impatience coûte quelquefois la vié à celle qui ne cherchait qu'à satisfaire un mouvement de coquetterie. En juin 1832 , quelques jours après les événemens du cloître St-Merry, je fus consulté pour une jeune personne de quatorze ans, qui, par frayeur de la canonnade, fut atteinte d'une éruption dartreuse au menton. On était très-pressé de la guérir, parce qu'elle devait aller avec sa famille passer le mois de juillet aux bains de mer. J'indiquai un remède simple, et je dis que l'éruption des règles, qui n'avait encore eu lieu que faiblement, complèterait la guérison. La mère, plus coquette que la jeune personne, ne s'en tint pas là ; elle fit acheter une eau siccative, et la dartre disparut. Puis un mois après, à la suite d'un rhume, se déclare une fièvre cérébrale avec délire, et des maux d'oreilles tellement affreux, que huit jours suffirent pour la perte de l'ouïe. On revint me consulter ; je la soumis à mon traitement ; et peu à peu, ces symptômes d'irritation passèrent, parce que la dartre avait reparu au même endroit ; mais il restait toujours un écoulement fétide par le conduit auditif ; je fis continuer le robb , et tous les symptômes disparurent après quatre mois de traitement, ce qui nécessita dix bouteilles de robb régénérateur, beaucoup de bains et un régime très-sévère.

CHOIX D'UN TRAITEMENT.

C'est surtout pour la guérison des maladies organiques et des maladies de la peau qu'il est important d'avoir fait des études spéciales. J'ai guéri une infinité de personnes qui, quoique atteintes, dans l'origine, de dartres fort légères, n'avaient jamais pu s'en guérir, parce qu'elles s'adressaient à des gens qui n'y entendaient rien, et qu'elles tombaient toujours de Charibde en Sylla. On voit aussi dans le monde des gens riches dont les maladies sont éternisées par des moyens irritans qu'on leur dit être pour faire sortir le mal, et qui ne sont employés que pour faire sortir leur argent. Cette infamie ne s'adresse pas aux médecins, car il est un axiome de notre école qui nous dit : *Calmez, n'irritez jamais.* L'emploi d'un médicament doit se faire avec la plus grande circonspection. On doit connaître celui qui l'ordonne et celui qui le prépare ; et le choix d'un médecin doit être basé sur ses talens, son caractère de probité, et calculé d'après le genre des maladies dont il s'est occupé. Ainsi, à Paris, on devra choisir de préférence Maygrier pour les accouchemens, Guersent pour les enfans, Grandjean pour la cataracte, Dupuytren pour la chirurgie, Civiale pour la pierre, Itard pour la surdité, Esquirol pour la folie, etc. ; ces médecins, s'occupant spécialement d'une ramification médicale, y ont acquis un degré d'habileté qu'on chercherait vainement chez les autres. *Ars longa vita brevis ;* pourquoi donc, comme on le fait en province, vouloir qu'un médecin cultive à la fois les diverses branches des sciences médicales qui embrassent presque toutes les connaissances humaines ? On doit surtout se défier des secours préconisés et offerts par les personnes étrangères à la médecine, et ne pas se confier aux remèdes de commères, aux herboristes, ni même aux apothicaires, car sans vouloir préjudicier à leurs connaissances chimiques, on peut dire qu'ils sont à la médecine, ce que l'imprimeur est à l'auteur, ou ce que les couleurs d'une palette sont aux couleurs employées dans un tableau de Raphaël.

Je dois d'autant plus insister sur la nécessité de bien choisir la méthode de traitement que l'on doit suivre, que réellement c'est à quoi l'on pense le moins ; on s'entoure de toutes les précautions, de tous les renseignemens pour un placement d'argent, pour un emploi, pour un procès du plus mince intérêt, et quand il s'agit de sa santé, du bien le plus précieux, des gens même éclairés la confient au hasard et à l'ignorante cupidité, et vous venez ensuite accuser la médecine d'impuissance ; taisez-vous : cette science a fait d'immenses progrès depuis vingt ans ; elle est claire comme le jour ; on doit vous présenter des faits ; jugez. C'est au malade de savoir distinguer l'ivraie du bon grain, le poison de l'aliment utile, et il doit plutôt ne faire aucun traitement que d'en essayer de douteux ; car, outre le temps perdu, tout ce qui ne guérit pas, produit un effet contraire.

PRESCRIPTIONS GÉNÉRALES.

Le seul remède externe que l'on puisse employer avec confiance pour combattre le virus dartreux, est la pommade dépurative indiquée page 42 ; encore faut-il y joindre constamment l'usage du robb régénérateur ; car si l'on se borne aux remèdes locaux, la maladie peut disparaître, mais elle ne se guérit pas, et tôt ou tard elle reparaît avec plus d'intensité. Les saisons les plus favorables pour un traitement, sont le printemps, l'été et l'automne, jusqu'à fin décembre. On se mettra en traitement quand on a le moins d'occupations, et les femmes doivent commencer quelques jours après leur flux périodique. Si l'individu atteint de dartres est d'un tempérament sanguin, on doit commencer par une ou deux applications de sangsues à l'anus ou à l'estomac ; si la dartre est rouge et enflammée, on mettra des cataplasmes de farines de graine de lin, ou de riz bouilli dans du lait, en y ajoutant une cuiller à café de laudanum ; les douches, les bains émolliens d'amidon ou de gélatine, les bains de vapeur et de Barèges sont souvent employés avec succès. Tous ces remèdes peuvent être avantageusement remplacés par l'usage de la pommade dépurative indiquée page 42. On l'emploie mélangée avec partie égale de cérat opiacé, quand il y a de l'irritation ou de la douleur ; quand la dartre est couverte d'écailles sèches, on doit ajouter demi-once de fleurs de soufre lavé, à un pot de pommade, et s'en servir matin et soir. Les remèdes externes qui présentent des dangers, sont les préparations d'iode, de zinc, de turbith minéral, le précipité rouge et les autres préparations mercurielles. Il faut encore se défier des bains astringens, des onguens irritans, d'émétique, et surtout bien se garder de l'emploi des cantharides, de la pierre infernale et des préparations arsenicales qui ont la funeste propriété de faire dégénérer les dartres en ulcères rongeans. Jadis on considérait les dartres comme de simples affections locales, et c'est de cette *opinion classique* que sont venues ces innombrables recettes, toutes plus funestes les unes que les autres. Malheur à celui qui prêtera l'oreille aux prôneurs exclusifs de remèdes externes, car il y perdra son temps, son argent et sa santé.

TRAITEMENT ANTI-DARTREUX DÉPURATIF.

La méthode que je prescris pour la guérison des affections de la peau, consiste dans l'emploi d'une pommade dépurative indiquée page 42, et dans l'usage d'un sirop dépuratif que j'ai nommé robb régénérateur du sang, dont les doses sont indiquées à la page 39.

L'action de ce traitement intérieur et extérieur est tellement efficace, qu'un ou deux mois suffisent ordinairement pour une guérison radicale, et l'on peut se traiter avec un égal succès à tous les âges et dans toutes les saisons. Le robb régénérateur et la pommade sont composés du suc concentré de plusieurs plantes dépuratives, que les autres médecins n'ont jamais ordonné qu'à très-faible dose ; par conséquent, en proportionnant la quantité de bouteilles à la nature de l'affection ou au tempérament du malade, on est sûr d'arriver à un bon résultat. J'ai indiqué plusieurs fois des formules d'onguens et de sirops dépuratifs ; mais comme les pharmaciens n'emploient pas tous les mêmes procédés, et qu'il est impossible de se procurer des plantes fraîches dans toutes les saisons, il est arrivé que ces médicamens variaient dans leur composition, et qu'ils étaient ou inactifs, ou trop énergiques. J'y ai remédié en faisant préparer à Paris, sous mes yeux, la pommade dépurative, et le robb régénérateur, que l'on pourra trouver, toujours les mêmes, chez les divers pharmaciens correspondans, tant en France qu'à l'étranger.

Voyez la manière d'employer ces deux médicamens, aux pages 39, 40 et 42, et les noms des dépositaires à la fin de cet ouvrage.

CHAPITRE II.

ALTÉRATION DES HUMEURS.

AFFECTIONS CHRONIQUES.

Beaucoup de maladies résistent aux traitemens ordinaires, et l'on doit au hasard et aux remèdes les plus simples des cures que l'on n'aurait jamais obtenues par tout l'arsenal des grands moyens pharmaceutiques. Chaque fois qu'un docteur ne guérit pas et ne produit même pas de soulagement dans un certain laps de temps, on doit présumer que la maladie est au-dessus de sa science, et il faut changer de médecin, s'il ne change pas de système. Je sais que toutes les affections ne sont pas curables ; cependant chaque fois qu'il n'y a pas altération profonde dans un organe important, on peut espérer guérir, en rétablissant l'harmonie générale. Les systèmes modernes, surtout depuis Broussais, ne reconnaissent que l'altération des *solides ;* les anciens, au contraire, n'admettaient que celle des *fluides.* Ces deux systèmes unis ensemble expliquent parfaitement tous les phénomènes des maladies ; en effet, l'expérience de chaque jour

2

démontre que la plupart des maladies commencent par une irritation locale, qui réagit sur l'organisation, et altère les fluides, qui, à leur tour, sont la cause des grands désordres qui ont lieu dans les fonctions vitales. L'homme s'éteint, parce que le sang n'a plus les qualités pour animer les organes, *sanguis est anima*. Il faut donc chercher à le préserver de toute altération morbifique, et c'est en régénérant la masse des liquides qui entrent dans sa composition, qu'on peut rétablir l'équilibre dans le corps humain ; c'est en suivant cette marche qu'on peut raisonnablement espérer de guérir une infinité de maladies que l'on regardait jadis comme incurables.

Les maladies modifient l'homme, comme les passions altèrent les traits de son visage : mais les physionomies restent les mêmes dans l'un et l'autre cas, et il s'agit moins de remédier aux symptômes produits, qu'à la cause dont ils dépendent ; ainsi nous allons voir qu'une seule cause peut produire toutes les maladies, selon l'individu qui y sera exposé ; mais le traitement doit toujours être le même quand la cause est identique. C'est pourquoi nous grouperons dans un même cadre une infinité de maladies qui semblent n'avoir aucune connexion entre elles, et qui, provenant de l'altération des humeurs, sont guéries par les mêmes moyens dépuratifs.

GALE.

DÉFINITION. Irritation cutanée chronique, non susceptible de guérison spontanée, et consistant dans une éruption de boutons très-contagieux qui se convertissent en pustules. — SIÉGE. La gale peut affecter toutes les parties de la peau ; rarement le visage, excepté chez les enfans ; le plus souvent l'intervalle des doigts, les poignets, la face interne des avant-bras, et généralement les plis de toutes les articulations, surtout ceux des jarrets et des aisselles.

TRAITEMENT.

On est sûr de guérir radicalement toutes les suites de gales en faisant usage de six à douze bouteilles de robb régénérateur et en prenant quelques bains d'eau ordinaire ; pour la gale nouvelle, quatre bouteilles suffisent pour la faire disparaître, en se frottant en même tems avec la pommade dépurative du docteur Giraudeau, mélangée avec demi-once de fleurs de soufre lavé, et une once d'huile d'olive fondues ensemble. Trois pots sont nécessaires pour une guérison parfaite ; on doit également employer cette pommade pour les pustules, démangeaisons, etc., provenant d'anciennes gales mal guéries.

Le prurit a son siége dans la pustule même ; il est violent, parfois agréable, le plus souvent très-incommode. Il est plus intense dans les pustules petites et rares, que dans les grosses et les agglomérées; il augmente par tout stimulant de la circulation, comme épices, café, spiritueux, exercice, chaleur extérieure ou celle du lit, etc..... La gale ne guérit jamais spontanément : elle se soutient souvent à un degré modéré ; mais quelquefois la peau en est couverte, et elle fait de grands progrès, soit par l'intensité du principe contagieux, soit par la malpropreté ou par l'ancienneté de la maladie : alors, gerçures, excoriations et ulcérations de la peau qui se hérisse de productions crustacées ; prurit convulsif et insomnie d'abord avec une sorte de fièvre d'irritation marquée par la dureté et l'élévation du pouls, puis avec dérangement des fonctions, fièvre lente, quelquefois toux et affection des glandes lymphathiques ; enfin dépérissement extrême.....

Quand les gales intenses et anciennes sont supprimées trop promptement, soit par les applications répercussives, soit par tout autre traitement extérieur, elles sont sujettes à produire des désordres intérieurs, par le danger de la rentrée d'un virus particulier dans la masse des humeurs, et par celui du transport à l'intérieur des sérosités lymphatiques qu'appelait vers la peau l'irritation qu'on a supprimée ; car les tégumens, alors couverts d'une multitude de boutons, font l'office d'un vaste exutoire dont la suppression peut entraîner de fâcheuses conséquences. Lorsque cet exutoire est considérable et ancien, les désordres métastatiques sont, le plus souvent, des fièvres de mauvais caractère, des céphalalgies, des vertiges, un état comateux, la paralysie, les palpitations, l'hépatite, l'ictère, les coliques et autres névroses, la diarrhée; quelquefois des hydropisies et la phthisie pulmonaire, etc. — TERMINAISON. Presque toujours *par la santé*, artificiellement, peut-être jamais spontanément. — Souvent *par d'autres maladies*, après un traitement intempestif; ou bien, par les progrès d'une gale ancienne croûteuse et purulente, le dépérissement, la fièvre hectique, la phthisie pulmonaire, des hydropisies, des cachexies, des ulcérations cancéreuses (*), etc. Ainsi donc quand un malade est atteint de ces affections chroniques, qui sont l'écueil des remèdes ordinaires, s'il a eu des maladies de peau mal guéries, il devra toujours avoir recours au robb régénérateur, continué long-temps et repris deux ou trois printemps de suite, comme il est marqué à la page 39 de cet ouvrage. Voyez page 57.

TEIGNE.

DÉFINITION. C'est une irritation cutanée chronique qui se développe presque exclusivement au cuir chevelu, le plus ordinairement depuis la naissance jusqu'à la puberté. — SIÉGE. La teigne paraît avoir son siége primitif dans le tissu réticulaire cutané, et affecter ensuite le corion et les autres tissus du système de la peau. Plusieurs ont cru que la teigne était quelquefois *symptomatique* des scrophules, de la syphilis; et l'on rejette, peut être trop légèrement aujourd'hui cette opinion. — *Mode de propagation.* Cette maladie est *héréditaire*; à moins qu'elle ne soit quelquefois *endémique* dans les lieux bas et humides, jamais *épidémique*; souvent *contagieuse*. — SYMPTÔMES. — *Locaux.* Prurit plus ou moins violent au cuir chevelu, qui s'enflamme dans certains points de sa surface. Quelquefois les

(*) Voyez pag. 38, 39 et 42 pour le régime et le traitement.

glandes cervicales ou occipitales se gonflent et sont douloureuses au contact.

TRAITEMENT.

Même traitement que les dartres dont elle diffère peu , puisqu'on distingue de même des teignes muqueuses , croûteuses, furfuracées , etc. ; c'est un principe qu'il faut ôter du sang , en prenant le robb régénérateur , et en faisant usage localement de la pommade dépurative indiquée page 42 , en ayant soin d'y mélanger deux onces d'huile d'olive et demi-once de fleurs de soufre , et quatre gros de charbon pulvérisé et passé au tamis. Ce mélange se fait sur le feu, en faisant fondre le tout ensemble. Il est donc ridicule de croire qu'il est dangereux d'y remédier , et plus ridicule encore de penser que la calotte et les pommades seules puissent la guérir , puisque ces moyens n'agissent que comme remèdes externes , et qu'il est indispensable de purifier la masse du sang. Voyez les observations pages 45 et 51.

CLOUS , ÉRYSIPÈLE.

Ces deux affections sont le cachet d'un sang acrimonieux. En effet, un furoncle est toujours suivi d'une légion de boutons incommodes et d'abcès douloureux. L'érysipèle semble n'attaquer que la peau, mais son principe est intérieur. En effet , nous le voyons reparaître périodiquement, changer de place, de forme , et protée nouveau, c'est en vain qu'on voudrait lui opposer des moyens externes , à cause de sa mobilité , et tout le monde connaît les dangers de ceux qui se portent à la figure , qui occasionnent si souvent la fièvre cérébrale , dont est mort le célèbre professeur Béclard. Le traitement le plus rationnel est d'employer le robb deux ou trois printemps de suite , pour prévenir les accidens que nous venons d'énumérer. On doit aussi l'employer dans le période de ces maladies , quand il n'y a pas de fièvre.

ABCÈS , PLAIES.

Gangrène, Abcès. Privation de la vie avec solution de continuité dans une partie ou dans la totalité d'un organe.

Causes. L'application des acides, des alcalis concentrés et de certains sels sur les parties vivantes ; les ligatures , la compression, la contusion , l'occlusion spontanée des gros vaisseaux, l es contusions des nerfs et de la moelle rachidienne, la congélation et la brûlure , l'excès ou la malignité de la cause de l'inflammation ; les plaies, les fractures, les luxations, la pression ong-temps continuée sur une partie , l'infiltration de l'urine et des matières fécales dans le tissu cellulaire , leur contact long-temps prolongé avec les tégumens ; les fièvres de mauvais caractère, le scorbut, la variole confluente , la vieillesse, la mauvaise nourriture , et particulièrement celle de seigle *ergoté*, les affections tristes.

Sympt. Sensation de douleur vive et de chaleur ardente, ou diminution de la sensibilité et de la chaleur avec sentiment d'engourdissement ; la partie affectée devient d'une couleur pâle, cendrée, livide , marbrée, noire; elle se couvre de phlyctènes remplies d'un liquide ichoreux et rougeâtre ; elle répand une odeur particulière. (*Gangrène humide.*) D'autrefois la portion gangrenée est dure, noire. (*Gangrène sèche.*) On appelle *escare* la gangrène de la peau ; *sphacèle*, celle de toute l'épaisseur d'un membre. Dans celle-ci, il y a insomnie, petitesse du pouls, sueur froide et gluante, syncope, délire, coma, mort si la gangrène ne se borne pas; si la gangrène se borne, il s'établit entre la partie morte et la partie vivante, un cercle de bon augure, quand la gangrène ne fait que commencer ; ses progrès sont promptement bornés par l'usage du robb régénérateur ; et dans tous les ulcères de mauvaise nature , son emploi prévient toujours la gangrène en hâtant la cicatrisation des parties malades. On doit panser les plaies et les abcès avec la pommade dépurative, page 42, mélangée avec quelques gouttes d'extrait de Saturne ; les laver avec de l'eau de graines de lin , et ne jamais employer de remèdes violens.

ULCERES RONGEANS.

Cancer, Ulcère. Mal d'un aspect hideux, rongeant, à bords ridés, renversés et douloureux, à surface inégale, de couleur cendrée, livide ou noire; chaleur brûlante, douleur lancinante avec écoulement d'une sanie noire. fétide et âcre; vaisseaux voisins gonflés et saignant facilement.

Causes. Il ne paraît ni héréditaire ni contagieux; il affecte plus particulièrement les femmes à l'époque de l'âge critique; rarement commence-t-il avant. La contusion des différentes glandes, et peut-être une disposition particulière de l'individu, désignée par quelques auteurs sous le nom de diathèse cancéreuse, y donnent lieu. Le nez, les testicules, le col de la matrice et les seins, chez la femme, en sont le siége ordinaire.

Sympt. D'abord éruption d'un genre particulier, ulcération ou tumeur dure, indolente, circonscrite, sans changement de couleur à la peau (*squirrhe*); ensuite douleur lancinante, chaleur ardente de la partie, formation d'un ulcère douloureux à bords durs, ridés et renversés, à fond inégal, fongueux et livide; laissant écouler un ichor fétide, saignant facilement. et qui tend à s'élargir; état variqueux des vaisseaux voisins; couleur jaune et plombée de la face; amaigrissement, fièvre hectique, mort au milieu de souffrances horribles.

Le traitement des ulcères rongeans fut long-temps l'écueil de la médecine; mais aussi les moyens employés étaient tous plus irrationnels les uns que les autres : quand il n'y a pas altération générale de la santé, on peut promettre une guérison parfaite en se bornant à des cataplasmes émolliens et opiacés, et en continuant l'usage du robb régénérateur. huit à dix bouteilles. On doit aussi panser, soir et matin, les ulcères avec la pommade dépurative, indiquée page 42, en y ajoutant quelques gouttes de laudanum qu'on verse sur la charpie où l'on doit appliquer la pommade.

(24)

ÉCROUELLES, HUMEURS FROIDES.

(SCROPHULEUX, BOSSUS.)

Causes prédisposantes. L'habitation dans des gorges de montagnes, des lieux marécageux, l'allaitement par une nourrice enceinte, l'usage de la bouillie dans l'âge tendre, un vice vénérien héréditaire, les suites de maladies cutanées, l'âge de puberté ou d'adolescence dans leur révolution, déterminent cette maladie.

1re Période. Tuméfaction des glandes du cou, de l'aisselle, des autres parties du corps; duretés et formes irrégulières, contractées par les glandes; signes d'une excitation générale suivie d'atonie.

2e Période. Action vitale des glandes déterminée par l'accroissement du corps, ou une excitation artificielle; rougeur, chaleur locale, augmentation de la sensibilité des glandes, accélération du pouls, résolution des tumeurs, ou leur conversion en abcès.

3e Période. Lorsque la résolution ou la suppuration n'a pas lieu, l'état de squirrhe succède, de même que la carnification; les ulcères deviennent fongueux, s'étendent aux parties voisines; carie des os, fièvre lente, phthisie, carreau.

C'est du vice scrophuleux que dépendent les difformités de la taille et des pieds, ramollissement des os, jambes torses, grosseur des articulations, etc.

Les écrouelles peuvent se compliquer avec la teigne, la gale, le scorbut, les dartres, la syphilis, le rachitis, le vice cancéreux.

Le traitement par le robb régénérateur peut seul guérir cet état, et encore faut-il le reprendre deux ou trois printemps de suite.

On doit aussi ajouter à ce traitement un régime fortifiant, et faire prendre beaucoup d'exercice aux jeunes malades, en ayant soin de panser régulièrement les plaies scrofuleuses avec la pommade dépurative, indiquée page 42; s'il y a des glandes engorgées et des tumeurs, on devra les frictionner tous les soirs avec la même pommade. Voir l'observation page 49.

HÉMORROÏDES.

Symptômes, Siége. Tumeurs situées au bord de l'anus et dans l'intérieur du rectum, de grandeur variée, de forme arrondie, ovale ou allongée, de couleur rouge, noirâtre ou livide; sessiles ou pédiculées, isolées ou rapprochées, lesquelles restent intactes ou se rompent, et donnent issue à une quantité plus ou moins grande de sang.

Causes prédisposantes. Une constitution robuste, la bonne chère, une vie sédentaire, des emportemens de colère, l'abus des mercuriaux, les syphilis mal guéries, une compression mécanique sur les veines, la grossesse, l'abus des purgatifs, la suppression d'une autre hémorragie, des vers intestinaux, peuvent les provoquer.

Les hémorroïdes négligées peuvent causer mille accidens; aussi est-il de la plus haute importance de les guérir par l'usage du robb qui, en purgeant légèrement, soulage de suite et calme les douleurs.

Deux ou trois bouteilles sont plus que suffisantes pour les guérir, et on se sert en même temps, comme calmant, de la pommade dépurative, indiquée page 42, qu'on a soin d'appliquer soir et matin, et quand on doit aller à la garde-robe. Voyez page 54.

CHAPITRE III.

MALADIES DES FEMMES.

FLEURS BLANCHES, ULCÈRE.

Des irritations fréquentes sur les parties de la génération, l'abus des plaisirs, quelques coups reçus dans la région de la matrice, une mauvaise manœuvre dans l'accouchement, peuvent déterminer un écoulement qui peut être la cause d'un ulcère à la matrice. S'il est vénérien, il réclame un traitement spécifique.

Écoulement constitutionnel; langueur, pâleur générale, sentiment de tiraillement dans l'estomac, perte de l'appétit, lenteur dans les mouvemens, quelquefois sentiment de douleur dans la région du bas-ventre, abaissement de la matrice, ardeur dans l'intérieur du vagin, écoulement tantôt séreux, limpide; tantôt jaunâtre, verdâtre, avec plus ou moins de consistance, et avec plus ou moins de démangeaison. Cet écoulement, si on n'y fait aucune attention, peut donner lieu à des fausses couches, engorgemens, chutes de matrice, cancers, ulcères. Il faut s'empresser de prendre deux à trois bouteilles de robb régénérateur, et les fleurs blanches disparaissent. On se lave ensuite avec de l'eau saturnée ; mais il est toujours dangereux d'y recourir avant l'emploi de quelques bouteilles de robb.

Je soussigné, dépositaire du robb du docteur Giraudeau de Saint-Gervais, médecin de la Faculté de Paris, certifie que madame S***, demeurant à Bordeaux, atteinte de fleurs blanches qui l'indisposaient de la manière la plus désagréable, en a été complètement délivrée par l'usage de six flacons de robb et deux boîtes de mixture. Pourquoi j'ai délivré le présent certificat pour servir et valoir ce que de raison.

Bordeaux, le 12 mars 1829.

Signé Mancel.

Vu pour légalisation de la signature de M. Mancel,

Le commissaire de police, signé Mareau.

DES MALADIES LAITEUSES.

Malheureusement il existe encore tant de préjugés que beaucoup de femmes, au lieu de suivre les lois de la nature et de se purger après leurs couches, emploient divers moyens pour supprimer leur lait; des taches à la peau, des accidens nerveux, des dartres, des fleurs blanches, des ulcères, des cancers au sein, un âge critique orageux, des maladies de poitrine, une vieillesse précoce et anticipée, telles sont les conséquences ordinaires des imprudences commises au moment des couches ; c'est surtout pour la guérison de ces diverses sortes de maladies que le robb est spécialement indiqué ; en purifiant le sang, il régénère les humeurs, et a rendu à la santé des malheureuses qui, souvent victimes de leur amour maternel, n'avaient devant les yeux que la perspective d'une vie remplie de souffrances mille fois pires que la mort.

Quand il y a des ulcérations au sein, qui empêchent de téter l'enfant, on doit employer la *pommade dépurative* étendue sur de la charpie, en y ajoutant quelques gouttes de laudanum liquide.

PALES COULEURS, SUPPRESSION.

L'amaigrissement suit ordinairement les pâles couleurs, et est produit chez les femmes par le dérangement ou suppression, ordinairement accidentelle, du flux menstruel.— *Causes.* Très-variées et souvent très-opposées : disposition innée, épuisement, pléthore, impression du froid, coït trop souvent répété, frayeur, colère pendant les règles, diverses maladies.

Sympt. Rétention ou suppression du flux menstruel, suivie, le plus souvent, d'une phlegmasie, d'une névrose ou d'une maladie organique. Ce flux est quelquefois remplacé par d'autres hémorragies.

Comme tous les médecins ont observé que le robb régénérateur du sang facilitait la puberté, on l'a administré également pour les suppressions accidentelles (non causées par la grossesse), et le plus souvent la nature a repris ses habitudes après l'emploi de trois ou quatre bouteilles de ce remède. Voyez page 53.

PUBERTÉ ET AGE CRITIQUE.

La puberté chez la femme est souvent très-orageuse ; des convulsions , l'amaigrissement , des jaunisses, des diarrhées rebelles, des coliques , des inflammations du bas-ventre , et quelquefois la mort, sont la suite de la crise qui s'opère à cette époque.

Par l'usage du robb , tous ces accidens peuvent être facilement prévenus et modérés quand ils sont déclarés.

Plus tard , mille incommodités signalent encore la saison du jeune âge ; c'est au prix des plus cruelles douleurs qu'elle achète le doux titre de mère ; et lorsqu'elle perd les attributions de son sexe , il semble que la prolongation de son existence ne soit qu'un brevet d'infirmités. Ainsi chaque période de la vie est marquée chez le beau sexe par une révolution plus ou moins orageuse dans tout son être. L'âge critique s'annonce par des irrégularités dans les mois , douleurs dans les reins , sueurs, fatigues , bourdonnement d'oreilles , malaise général. Alors , si on n'y remédie pas convenablement , se développe l'effrayant tableau des maladies produites par le retour d'âge , qui moissonne tant de victimes , surtout dans les grandes villes , ou qui cause mille accidens divers , tous plus à redouter les uns que les autres , tandis qu'on peut affaiblir la transition par l'usage du robb , dont il faut user aussitôt qu'on éprouve quelques variations dans les mois, afin de purifier le sang , qui ne doit plus avoir d'issue naturelle. Voyez pages 53 et 58.

CHAPITRE IV.

MALADIES DU SYSTÈME NERVEUX.

COUP DE SANG, APOPLEXIE.

Le coup de sang est le premier degré de l'apoplexie. Les causes qui disposent à cette affection sont une tête trop volumineuse ou trop petite relativement au reste du corps, un cou court, l'hiver , une saison froide et humide , les excès de table ou du coït, une vie inactive, les chagrins, la contention d'esprit, les affections vives de l'âme, un accès de colère, l'épilepsie, la grossesse, les vêtemens trop serrés autour du cou, les efforts pour accoucher, pour aller à la selle, pour vomir, uriner, tousser, etc., l'impression subite du froid, l'usage des narcotiques, l'anévrisme actif du cœur, les coups, les chutes sur la tête.

Sympt. Cette affection a lieu ordinairement d'une manière brusque ; les symptômes marchent rapidement et parviennent en peu d'instans au plus haut degré d'intensité ; quelquefois elle est précédée de pesanteur de tête, de tintemens d'oreilles, de somnolences, de bégaiement accidentel, de vertiges, de battemens des artères du cou, d'engourdissement des extrémités, de légers mouvemens convulsifs, de l'affaiblissement ou de la perte de l'un des sens. 1° Si l'épanchement est peu considérable, on ne remarque que de l'étourdissement suivi d'affaiblissement dans les sensations, d'une légère distorsion de la bouche, d'embarras dans la parole, et de diminution dans la sensibilité et la contractibilité d'une partie ou de la moitié du corps. (Apoplexie *faible* ou *imparfaite.*) 2° Si le sang est épanché en plus grande quantité, il y a chute si l'individu est debout, accompagnée d'une diminution notable ou abolition complète des sensations, de stupeur, d'un état comateux, d'hémiplégie plus ou moins complète qui a ordinairement lieu du côté opposé à l'épanchement, avec un pouls d'abord fort et développé, ensuite petit, irrégulier ; si la terminaison doit être fâcheuse, la face est ordinairement rouge et la respiration stertoreuse. (Apoplexie *forte* ou *violente.*) 3° Enfin si la quantité de sang épanché est assez considérable pour comprimer fortement et instantanément les deux hémisphères du cerveau, il y a chute et mort sur-le-champ. (Apoplexie *foudroyante.*)

D'après la description de l'apoplexie, on voit qu'il est plus facile de la prévenir que de la guérir ; on doit donc, par conséquent, se tenir le ventre libre par l'usage du robb régénérateur, surtout au printemps et dans les chaleurs , car alors le sang est plus raréfié, et se portant davantage à la tête, il faut prévenir les attaques d'apoplexie; et en en continuant l'emploi, on diminue la masse du sang en le purifiant , et c'est le seul moyen de guérir cette maladie, qui est une des plus graves et qui peut surprendre quand on s'y attend le moins. Dix à douze bouteilles suffisent ordinairement. Si l'individu était très-sanguin , on pourrait appliquer de suite trente sangsues au siége, mais une fois seulement, car les évacuations de sang hâtent toujours la fin des malades. Voir l'observation page 52.

PALPITATIONS , ASTHME.

Ces maladies proviennent d'une irritation nerveuse du cœur ou des poumons; elles sont presque toujours le résultat de syphilis ou dartres négligées , d'excès de travail , chagrins concentrés , fatigues de guerre, etc. Dans ces cas, on éprouvera un soulagement marqué par le robb régénérateur , et son usage continué peut en opérer la guérison en ramenant l'ordre et l'harmonie dans toutes les fonctions vitales ; dans ce cas , il faut augmenter les doses à des époques plus ou moins rapprochées pour opérer des purgations.

GOUTTE , RHUMATISME.

Causes prédisposantes. Le rhumatisme est le premier degré de la sciatique et de la goutte. Une constitution forte et robuste , une vie sédentaire et inactive , une nourriture succulente, l'usage peu modéré des liqueurs fermentées, l'abus des plaisirs énervans, une grande application à l'étude , les veilles prolongées, un changement brusque dans la manière de vivre, en sont les causes.

Sympt. Douleur qui survient brusquement dans quelques-unes des articulations des pieds , qui augmente par degré jusqu'à une grande intensité, et qui ensuite se calme à mesure que la partie se gonfle et devient rouge ; retour de cette affection à un moindre degré pendant plusieurs jours, puis intervalles plus ou moins longs entre les attaques, suivant qu'elle est invétérée ou récente. Le rhumatisme et la goutte sont un des premiers degrés de la paralysie des membres ; il importe donc d'y remédier en régénérant complètement la masse de sang ; il faut peu manger et prendre le robb selon l'instruction. Huit à dix bouteilles sont nécessaires. Voir les observations pages 46 et 49.

CONVULSIONS, NÉVRALGIES.

Les convulsions, attaques de nerfs sont quelquefois le premier degré de l'épilepsie ; celle-ci est une affection caractérisée par des attaques plus ou moins rapprochées, ordinairement brusques, avec chute rapide, perte de sentiment, convulsions plus ou moins fortes, bouche écumeuse.

Sympt. Attaque souvent brusque, quelquefois précédée de malaise, de vertiges d'assoupissement, d'une sensation particulière qui se porte vers la tête (*aura epileptica*), perte totale du sentiment, chute rapide, distorsion des yeux quelquefois roulant dans les orbites, renversement du corps en arrière, convulsions des membres qui affectent des positions variées, impossibles à prendre dans l'état de santé ; les pouces sont dans l'adduction et fortement serrés contre la paume des mains ; claquement et grincement des dents, gonflemens successifs de l'abdomen, de la poitrine et du cou ; visage rouge, pourpre violet, bouche écumante ; respiration stertoreuse, pouls irrégulier et accéléré ; nul souvenir de ce qui s'est passé, après l'attaque, qui dure ordinairement de dix à trente minutes, et dont le retour est régulier, ou irrégulier rare ou fréquent.

Plusieurs individus de l'un et de l'autre sexe ont été guéris de l'épilepsie par l'usage long-temps continué du robb régénérateur, mais à petites doses et en augmentant quand les attaques doivent reparaître. Cette maladie a son siége dans le fluide nerveux qu'il faut régénérer. Le traitement par le robb convient également pour la guérison de la migraine , tic douloureux , névralgies des membres , etc. ; car aussitôt qu'on en fait usage, les accidens diminuent et les attaques deviennent moins fréquentes. Voyez pages 55 et 56.

ONANISME , LIBERTINAGE.

Cette funeste habitude est le plus grand fléau des colléges et des pensionnats ; on ne pourra y remédier qu'en changeant notre système d'éducation , et en ne faisant pas de mystères des phénomènes de la puberté. On reconnaît facilement les enfans qui s'abandonnent à cette passion ; ils ont la tête baissée , l'œil sec et morne ; ils perdent leur gaîté , leur embonpoint ; la mémoire diminue, et à un degré plus élevé, on les voit s'affaiblir graduellement ; une fièvre lente les dévore , et ils meurent à 18 ou 20 ans, avec tous les caractères du marasme et de l'étisie.

Les jeunes gens qui fréquentent de mauvaises sociétés, qui s'adonnent sans retenue au gré de leurs passions, finissent par éprouver les mêmes accidens que ceux résultant de l'onanisme ; les uns comme les autres dépérissent, et ils éprouvent, dès la jeunesse, tous les accidens de la décrépitude ; ils deviennent impropres au mariage , et leurs membres desséchés annoncent que le fluide nerveux qui caractérise l'homme, n'existe plus. Pour remédier à ces accidens, il faut que les individus changent de conduite ; il faut ensuite les mettre à l'usage du robb régénérateur, à la dose de deux à trois cuillers, matin et soir. La nourriture devra être composée de viandes bouillies ou rôties, de fécule , de légumes ; il faudra éviter tous les mets excitans et s'abstenir de la lecture de romans licencieux. On a coutume de donner aux jeunes gens l'ouvrage de Tissot pour les effrayer. Je suis convaincu, par expérience , que la lecture de ce livre est plus dangereuse qu'utile, car ils y apprennent des turpitudes qu'il est impossible qu'un enfant devine, et que trop souvent il veut imiter. Pour donner du ton aux muscles et ranimer la circulation des vaisseaux absorbans, on devra faire des frictions à l'intérieur des cuisses et des bras, avec la pommade dépurative, en ayant soin de recommander beaucoup d'exercice au grand air, des bains de gélatine et un régime fortifiant. Ces moyens ont eu le plus grand succès dans un grand nombre de cas. Voyez les observations page 53.

CHAPITRE V.

INFLAMMATIONS DES MEMBRANES MUQUEUSES.

RHUME, IRRITATION DE POITRINE.

Inflammation du tissu des poumons et de leurs membranes.

Causes. L'hiver et le printemps, l'âge adulte, le tempérament sanguin, les exercices violens des poumons, la course, la danse, la lutte, le chant, les cris, l'équitation contre le vent, l'impression d'un air froid, les boissons à la glace, les écarts de régime, les passions vives. Cette affection règne quelquefois épidémiquement ; souvent causée par les virus dartreux ou syphilitiques.

Symptômes de la fluxion de poitrine. Frisson violent suivi de chaleur, ardeur, et douleur fixe, souvent obscure, dans un des côtés de la poitrine ; quelquefois cette douleur manque ; oppression, respiration petite et fréquente, toux, expectoration de crachats visqueux, transparens, sanguinolens, quelquefois rouillés et verdâtres ; les sons sont plus ou moins rendus par la percussion, d'abord sorte de crépitation perçue par le stéthoscope, ensuite absence du frémissement respiratoire, rougeur de la pommette du côté affecté, céphalalgie, pouls fréquent et dur, peau chaude, soif, urines rouges ; quelquefois face très-animée.

La marche de la pneumonie aiguë est rapide ; sa durée est d'un à trois septenaires ; elle se termine par la *résolution* annoncée , 1° par l'expectoration libre et abondante de crachats blancs et opaques ; 2° par des sueurs abondantes ; 3° par des urines copieuses à sédiment d'abord rouge , ensuite blanchâtre ; 4° par de la diarrhée ; 5° par une hémorragie ; 6° quelquefois enfin par une éruption.

Symptômes de la pneumonie chronique (pulmonie). Douleur obscure ou nulle , son mal rendu par la percussion , absence du frémissement respiratoire , oppression faible, augmentant par l'exercice et après les repas ; toux sèche ou humide avec expectoration de crachats clairs , visqueux ; soif , dépérissement successif, fièvre continue avec paroxysmes et sueurs nocturnes ; gonflement des membres abdominaux.

Traitement de la fluxion aiguë. Saignées plus ou moins répétées , sangsues , ventouses sur le point douloureux ; sinapismes aux pieds , boissons et potions adoucissantes , lavemens émolliens ou laxatifs ; quelquefois opiacés et expectorans ; repos , silence et diète absolue.

Traitement de la pulmonie chronique. Le robb convient surtout quand il n'y a plus d'inflammation ; en dépurant le sang et le purifiant , il aide à la cicatrisation des tubercules qui se sont formés dans les poumons , et facilite l'expectoration. On doit le prendre à la dose de quatre cuillerées par jour , dans une tisane de violettes , de bourrache ou de lichen d'Islande , au choix du malade. Par l'emploi du robb , on donne du ton à l'estomac , et on prévient les accidens des phthisies pulmonaires. On peut aussi essayer des frictions avec la pommade dépurative , à l'intérieur des cuisses et sur la colonne vertébrale ; s'il y a amélioration , on devra continuer cinq ou six mois de suite. Voir l'observation p. 52.

CONSTIPATION , PERTE D'APPÉTIT.

Ces deux affections proviennent de mucosités qui séjournent dans l'estomac. La constipation est souvent habituelle chez les personnes sédentaires, d'un tempérament chaud, sec et nerveux :

on doit chercher à y remédier quand elle entraîne des désordres dans la santé. Elle s'observe plus communément chez les femmes que chez les hommes ; elle est assez ordinaire chez les vieillards ; elle se manifeste sous l'influence des circonstances suivantes : la vie oisive, la négligence qu'on met à aller à la garde-robe, quand on en éprouve le besoin ; des sueurs abondantes, l'habitude de manger plus qu'on ne doit, l'usage des préparations opiacées, les alimens succulens, épicés et secs, ou trop froids ; les vins rouges âcres, les occupations de bureaux, les travaux de cabinet, toutes les professions qui forcent à rester assis et sédentaire ; l'exercice prolongé à cheval ou en voiture, l'habitude de rester trop long-temps au lit et de s'y trop couvrir : chez les vieillards, elle est l'effet de l'inertie des intestins, et non d'un excès de chaleur comme on le croit communément.

Les maux variés et causés par la constipation, lorsqu'elle est accidentelle, sont : des douleurs et pesanteurs de tête, bouffées de chaleur au visage, vertiges, éblouissemens, bourdonnemens d'oreilles, rougeurs vers les yeux, teint échauffé, couperosé, boutons au visage, perte d'appétit ou appétit capricieux, soif vive, nausées, dégagement de beaucoup de vents, aigreurs, sentiment de pesanteur et de tension du ventre, maux de reins, coliques, hémorroïdes, oppressions, etc. : on rétablit l'appétit et on remédiera facilement à la constipation en prenant quatre à six cuillerées de robb régénérateur, soir et matin, et en y associant dans le jour l'usage de la limonade. Il faut augmenter la dose de manière à purger.

MAUX D'ESTOMAC ET D'ENTRAILLES.

Ces deux maladies, qu'on nomme gastrite, et gastro-entérite, existent ordinairement ensemble, et sont tellement communes, que Broussais les nomme le démon familier du genre humain. On éprouve des aigreurs, des vents, des coliques sourdes, des tiraillemens de bas-ventre, etc. Il faut d'autant plus faire attention à cet état de santé, que ces symptômes sont presque toujours le prélude de maladies plus graves.

Ces maladies consistent dans l'irritation des membranes qui tapissent le conduit digestif. Cette irritation est occasionnée par les glaires et la bile qui y séjournent et qu'il faut évacuer en prenant six cuillerées de robb dans une demi-tasse d'eau; si cette dose ne suffisait pas, on y ajouterait une ou deux onces de manne. Ensuite on continuerait le robb à la dose de trois cuillerées, matin et soir, pour prévenir un nouvel engorgement, et en peu de temps l'appétit se rétablit et les forces reviennent avec la santé. On devra aussi boire beaucoup d'eau gommée, ou une tisane de fleurs de violettes.

HYDROPISIE ET HYDROCÈLE.

Symptômes. Les signes d'une hydropisie qui a son siége dans la cavité du ventre tapissé par le péritoine, sont une tuméfaction plus ou moins grande de l'abdomen, selon la quantité du fluide épanché; elle commence par la région suspubienne, s'accroît d'une manière égale et uniforme, de sorte que le ventre conserve une forme régulière. Cette distension s'accroît selon que le malade se tient ou debout, ou sur son séant; fluctuation d'un liquide facile à sentir, lorsque, appliquant sa main sur le ventre, on donne une secousse du côté opposé, forme ovale et allongée de l'abdo-men : lorsque l'épanchement est extrême, tympanite, infiltration des membres abdominaux ou des parties extérieures de la géné-ration. L'hydropisie peut être compliquée de la lésion d'un vis-cère, alors elle est enkystée : il y a tuméfaction partielle et graduée qui commence dans l'un des hypocondres, avec un senti-ment de tension et de douleurs obtuses dans la partie; ses pro-grès sont plus lents que ceux de l'ascite, en donnant une forme inégale et irrégulière aux parties du ventre qu'elle occupe, res-piration moins affectée que dans l'ascite en marchant ou en montant ; peu d'altération dans l'appétit ; la face ni pâle ni bouffie , excepté dans les derniers temps de la maladie.

L'hydrocèle est une hydropisie partielle des bourses avec gonflement plus ou moins lent ; cette maladie est souvent la suite des coups, chutes , gonorrhées rebelles , etc.

Pour l'hydrocèle, on doit appliquer des cataplasmes de farine de riz, et ensuite des emplâtres de ciguë ou de savon. Même traitement que l'hydropisie pour les remèdes internes. Voyez l'observation page 51.

Dans l'hydropisie et l'hydrocèle , il y a altération du sang et des humeurs : l'hydropisie fut regardée long-temps comme incurable ; car la ponction ne fait souvent que hâter la fin du malade , tandis qu'en purifiant les liquides qui circulent dans les vaisseaux , ou peut raisonnablement espérer une guérison radicale. Ce raisonnement a été sanctionné par l'expérience ; aussi une foule de médecins ont-ils essayé , même avant nous , de remédier à cette maladie par le robb régénérateur , et leurs essais ont dépassé leurs espérances. On devra aussi faire de légères frictions avec la pommade dépurative , afin de donner de la souplesse à la peau, et concourir localement à la guérison opérée par le robb régénérateur.

CATARRHE DE VESSIE, GRAVELLE.

La gravelle est le premier degré de la pierre , maladie effrayante et si souvent mortelle. Le premier degré est un dépôt briqueté au fond des urines , ou une humeur épaisse et glaireuse , quelquefois apparition d'un petit calcul. Cette maladie est surtout commune chez les gens de bureau , les personnes tristes, qui ont eu de longs chagrins , et elle est souvent produite par une continence trop prolongée des urines. Le robb régénérateur dissout les humeurs , rend les urines limpides et préserve des suites épouvantables de la gravelle. Voyez l'observation page 49.

Dans la strangurie, on a de continuelles envies, et l'on ne peut rendre l'urine que goutte à goutte, avec de grandes douleurs; dans la dysurie, l'urine coule avec beaucoup de peine, mais l'envie de pisser cesse lorsque la vessie est déchargée ; ces deux états se rencontrent souvent ensemble, ou se succèdent l'un à l'autre. Cette affection est souvent la conséquence des maladies de peau répercutées, et surtout de syphilis négligées ; on doit donc s'empresser de boire une tisane légère de graines de lin ou de semences de concombre, en y ajoutant quatre cuillerées de robb par chaque pinte. Cinq ou six mois de ce traitement suffisent pour une guérison radicale ; l'amélioration se prononce après quinze à vingt jours.

CHAPITRE VI.

TRAITEMENT DU DOCTEUR GIRAUDEAU DE SAINT-GERVAIS.

RÉGIME HYGIÉNIQUE.

Les malades qui se soumettent à un traitement doivent savoir que le régime est une des conditions essentielles de sa bonne et prompte réussite. Celui que je prescris n'est pas difficile, mais l'on devra s'y conformer avec exactitude ; il consiste à diminuer un peu sa nourriture, s'abstenir de café, de spiritueux, de crudités et d'alimens trop épicés ou vinaigrés. Il faut éviter les excès, les fatigues et se maintenir dans une température modérée. On doit se nourrir de préférence de potages gras ou maigres, bœuf, bouilli ou rôti, veau, mouton, poulet, et éviter les viandes noires telles que le lièvre, perdrix, faisan, les poissons, les viandes conservées, etc.; on peut manger des légumes cuits, des compotes de fruits, etc. Quant au moral, il faut s'abstenir des travaux excessifs de cabinet, surtout pendant la nuit, et éviter la colère et toutes les passions fortes de l'âme, qui mettent le sang en ébullition, car quelquefois j'ai vu des frayeurs vives, des emportemens de jalousie, surtout parmi les femmes, être suivis de maladies de peau souvent fort difficiles à guérir (*). Le régime physique et moral influe tellement sur l'état des malades, qu'il est toujours facile à un médecin de reconnaître à l'inspection du mal s'il y a eu écart dans la manière de vivre. Quand il n'y aura qu'une légère infraction, la guérison n'en continuera pas moins de bien marcher : je n'ai jamais vu de malades qui aient été obligés de suspendre leurs occupations pour suivre mon traitement ; je dirai même que la réclusion et la cessation des habitudes de la vie seraient beaucoup plus nuisibles qu'utiles à la guérison des maladies chroniques ; il faut fuir tout ce qui peut fatiguer l'esprit et échauffer le sang, et faire en sorte d'éviter toutes les émotions fortes de plaisir et de peine.

INSTRUCTION POUR PRENDRE LE ROBB RÉGÉNÉRATEUR DU SANG.

Dans toutes les maladies que nous avons décrites, on peut prendre quelques bains, et surtout des bains de Barèges pour les maladies de peau, mais on doit toujours s'abstenir de toutes les préparations violentes, plutôt inventées pour détruire le malade que la maladie.

Le robb régénérateur du sang se prend à la dose de trois cuillers à bouche, matin et soir, une heure au moins avant ou après le repas, et vers le douzième jour, on en prend trois cuillerées au milieu du jour, ce qui fait alors neuf cuillerées par jour ; si l'action du robb ne se fait pas sentir, on devra augmenter la dose jusqu'à onze ou douze cuillerées par jour.

Ce robb se prend dissous dans deux fois autant d'eau, c'est-à-dire si l'on met trois cuillerées de robb, on en met six d'eau, et l'on remue le tout pour le mélanger. Au lieu d'eau, on peut se servir d'une tisane quelconque, telle qu'une infusion de fleurs de violettes, de bourrache ou de chicorée sauvage, dont on boira

(*) Voyez l'observation page 13.

alors quelques verres dans la journée; mais ce qui est préférable aux tisanes qui délabrent toujours un peu l'estomac, c'est de boire pendant le jour quelques verres d'eau sucrée avec des sirops de gomme, de guimauve ou de capillaire.

Une bouteille de robb doit durer de cinq à huit jours, plus ou moins, pourvu qu'il purge légèrement.

Si pendant l'usage du robb régénérateur, on éprouvait une indisposition quelconque, on suspendrait pendant quelques jours, sans aucun inconvénient. Les femmes doivent cesser le traitement pendant le flux périodique.

Les dames et les vieillards devront proportionner les doses en raison de leur âge, de leurs forces physiques et de leur tempérament : dans tous les cas, il n'y a jamais d'inconvénient à commencer par des doses faibles ; par exemple, les femmes pourront commencer par une ou deux cuillers, matin et soir, et ensuite augmenter graduellement. Les enfans de trois à huit ans n'en prendront qu'une demi-cuillerée, matin et soir, et de dix-huit à cinquante ans, les doses ci-dessus indiquées. Quel que soit le germe qui ait produit les maladies décrites, et quelle que soit leur ancienneté, on peut répondre d'une issue favorable et assurer une guérison radicale, en prenant exactement le robb, et en le continuant jusqu'à disparition complète des symptômes. Si la dartre était vive, il faudrait avoir soin de calmer l'inflammation par des cataplasmes émolliens, et si le sujet est sanguin, vingt à vingt-cinq sangsues appliquées au siége ne peuvent qu'être très-favorables. Pour les autres maladies, suivre les conseils ci-dessus indiqués. Si l'on n'est pas pressé d'obtenir une guérison prompte, on ne prendra le robb régénérateur que matin et soir.

PROPRIÉTÉS DU ROBB RÉGÉNÉRATEUR.

Pour empêcher toute récidive, les malades devront s'abstenir de tout excès, en quelque genre que ce soit.

L'action du robb est tellement puissante pour régénérer le sang, que quatre ou six bouteilles sont suffisantes pour guérir radicalement des maladies du plus mauvais caractère. Cependant je conseille de ne jamais suspendre brusquement l'usage du robb, et après même le grand traitement, il est prudent de continuer deux ou trois cuillerées pendant un ou deux mois, en continuant un régime assez sévère du côté des alimens ; et se nourrir principalement de bœuf bouilli, de volaille, de veau, de mouton bouilli ou rôti ; les poissons sont irritans ; on peut manger des végétaux cuits, tels que la chicorée cuite, des épinards, les salsifis, les œufs frais à la coque, et continuer des bains de temps en temps.

Le robb régénérateur est un des médicamens les plus précieux de la pharmacie moderne, composé avec le suc extrait de plantes ayant diverses saveurs ; on est parvenu à faire un sirop fort agréable au goût. Préparé sous les yeux de l'auteur par un des pharmaciens les plus distingués de Paris, on a la double garantie et du pharmacien et de l'auteur, car chaque bouteille de robb est revêtue des cachets du docteur Giraudeau. Ce remède est garanti sans mercure, et on le démontre en y mettant une pièce d'or ou d'argent pendant vingt-quatre heures, et on affirme que l'or ne blanchira pas et que l'argent ne sera pas noirci dans cette expérience ; en outre, jamais les gencives ni les glandes salivaires ne sont affectées par l'emploi de ce sirop, qui ne contient également aucun atome métallique. A dose un peu élevée, il purge légèrement, rafraîchit le tube intestinal, fait uriner et excite la transpiration insensible. Comme dépuratif, il fortifie l'estomac et le débarrasse de toute humeur saburale, bilieuse ou glaireuse ; et c'est à ces propriétés combinées que l'on doit attribuer la puissance de ce médicament pour combattre le virus dartreux et les maladies provenant de l'âcreté du sang.

POMMADE DÉPURATIVE.

MANIÈRE DE L'EMPLOYER POUR LES MALADIES DE PEAU.

Cette pommade est le seul dépuratif externe que je connaisse pour seconder le robb régénérateur, pour la guérison des affections de la peau, des maladies scrophuleuses, des plaies et ulcères de mauvaise nature, pour les engorgemens, douleurs nerveuses, et généralement pour toutes les maladies produites ou entretenues par un vice interne. Cette pommade s'emploie ou sur le foyer du mal, ou sur un endroit éloigné.

On commence toujours par employer cette pommade sans aucune addition; on l'étend sur de la charpie, un linge ou un papier brouillard, et on l'applique sur le siége de la maladie. Pour le pansement des dartres, maladies de peau, ulcères scrophuleux, quand on se sera servi de cette pommade pendant deux ou trois semaines, on doit y ajouter demi-once de fleurs de soufre ou de charbon en poudre; ce mélange a lieu en faisant fondre la pommade avec une once d'huile d'olive, et en y ajoutant le soufre ou le charbon pulvérisé; cette méthode combinée offre les avantages du système dépuratif et ceux du traitement de l'hôpital Saint-Louis. Si on devait panser des dartres rongeantes, des ulcères douloureux, on devrait ajouter à la pommade parties égales de cérat fortement opiacé; quelquefois vers la fin du traitement, on ajoute, également avec succès, demi-gros de sulfate de zinc, ou d'acétate de plomb.

TRAITEMENT PAR ABSORBTION; EMPLOI DE LA POMMADE DÉPURATIVE EN FRICTIONS.

Quand les symptômes de la maladie ne sont pas à la superficie du corps, on doit agir alors sur les vaisseaux absorbans, en faisant frictionner le malade avec la pommade à la plante des pieds, aux mollets et aux cuisses; on peut également agir sur la poitrine, ou les bras, mais l'effet est moins rapide. Un pot qui est d'une once et

demic doit s'employer en cinq à six jours ; on peut même le con-
sommer en trois jours, sans aucun inconvénient. Les frictions doivent être faites pendant une demi-heure, le soir, avant de se mettre au lit. Ce massage fortifie les tissus , le système nerveux, sans
porter d'irritation sur aucun organe. Cette pommade étant dépurative, n'offre aucun des inconvéniens des remèdes externes ; elle
ne contient aucune substance astringente, et on peut l'employer
avec la même sécurité que le robb. Soit qu'on se serve de cette
pommade localement ou en friction, il est de la plus haute importance de ne jamais abandonner le robb régénérateur, car
sans dépuratif interne, il n'y a pas de guérison radicale possible.
Le traitement par absorbtion convient également aux convales-
cens à la suite de toutes les maladies graves, ainsi qu'aux vieillards, pour donner du ton à leur peau qui se ride et se dessèche.
Cette pommade est préparée avec le plus grand soin, sous les
yeux du docteur, et pour offrir toute garantie aux malades,
chaque pot est cacheté et scellé par l'auteur.

CHAPITRE VII.

OBSERVATIONS RECUEILLIES PAR L'AUTEUR.

DARTRE FURFURACÉE, ULCÈRE UTÉRIN.

M. N ***, négociant, se maria, en 1822, avec une femme
jeune et belle, ayant toutes les apparences d'une santé parfaite.
Lui-même n'avait jamais été malade. Après un an de mariage,
ils eurent un enfant qui mourut dans les premiers jours de sa
naissance ; il en fut de même de deux autres qui naquirent quelques années plus tard. Ces enfans venaient à terme, mais tout
leur corps était couvert d'excoriations, et des convulsions ter-
minaient leur carrière en quelques heures. A la suite de la troisième couche, la mère fut atteinte d'une éruption générale qui

dura pendant plus de deux mois ; en même temps , il y eut augmentation de fleurs blanches , qui l'incommodaient même avant son mariage. Au moment où je fus consulté , elle éprouvait des douleurs dans l'acte conjugal ; elle ressentait des pesanteurs au bas-ventre , et son linge était toujours taché par un écoulement sanguinolent. Effrayée de sa position , la jeune femme raconta que, dans son enfance , elle avait eu une espèce de teigne très-rebelle ; que, jusqu'à l'âge de quatorze ans , elle avait constamment éprouvé des dartres farineuses à la figure ; mais qu'elle n'y avait fait aucune attention, parce que sa mère, qui jouissait d'une bonne santé , en avait également. D'après ces divers renseignemens, je conseillai l'emploi du robb régénérateur , des injections de morelle et des demi-bains émolliens. Ces moyens eurent un entier succès , car elle devint mère pour la quatrième fois , en 1830 , et son enfant n'a pas succombé ; les douleurs qu'elle ressentait ont cessé, et depuis trois ans , aucun accident n'a reparu.

DARTRE CONTAGIEUSE.

Un élève en médecine avait adopté la théorie d'un de ses professeurs ; il pensait que les dartres ne consistaient que dans une simple irritation de la peau , et qu'il n'existait pas de *virus contagieux*. Pour lui , cette opinion était d'autant plus rationnelle, qu'il avait touché , à l'hôpital Saint-Louis, un grand nombre de dartreux , sans avoir jamais éprouvé le moindre accident. De la théorie il passa à l'expérience ; il s'appliqua sur l'avant-bras , en y faisant quelques piqûres , un linge qui avait servi au pansement d'une dartre centrifuge en suppuration. Malgré cette opération, les piqûres guérirent facilement, et ce ne fut que plus de quatre mois après qu'il ressentit un engorgement aux glandes de l'aisselle et du col ; il y fit peu d'attention, et se borna à appliquer des cataplasmes de farine de graines de lin ; il éprouva des démangeaisons, une chaleur intérieure, des éruptions sur divers points du corps ; mais tous ces symptômes ne l'effrayaient nullement, car il avait oublié sa dangereuse expérience. Il essaya de se traiter par des saignées, des sangsues, des purgatifs ; tous ces moyens le soulagaient momentanément, mais ils ne le guérissaient pas, et ce ne fut que plus de quinze mois après, quand les éruptions se furent converties en dartres, qui lui couvrirent presque toute la poitrine et les jambes, que disparut son long rêve sur la non-contagion du virus dartreux ; il fut désabusé, parce que les symptômes qu'il éprouvait étaient identiquement semblables à ceux qu'il avait observés chez le malade qui avait fourni le pus pour son inoculation. Il vint me consulter ; je le soumis à l'usage du robb régénérateur et de la pommade dépurative ; et en moins de trois mois, il fut guéri. Depuis ce temps, ses opinions médicales ont éprouvé une telle révolution, qu'il se propose de publier un ouvrage pour démontrer que les dartres sont constamment contagieuses quand elles sont en suppuration.

AVORTEMENT, SQUIRRHE AU SEIN.

La jeune comtesse de *** (*) épousa, en 1827, un de ses parens qu'elle connaissait depuis son enfance ; ce fut un mariage d'inclination et de convenance, et l'on ne crut pas nécessaire de différer cette union, malgré l'apparition de plusieurs dartres à l'époque de la puberté ; on s'était borné à employer une pommade répercussive, afin de masquer cette affection pour la célébration des noces. Pendant plusieurs mois, à peine s'il parut quelques éruptions farineuses ; mais dès le troisième mois de grossesse, tous les phénomènes reparurent avec plus d'intensité que jamais. Des ulcères dartreux se montrèrent à la racine des ongles, autour de l'aréole du sein, sur le col, et des boutons laissant échapper une matière jaunâtre, parurent au front et sur les épaules. Les cils tombèrent, et en moins de trois mois, une bouffissure générale avait remplacé la taille la plus svelte et les traits les plus gracieux.

(*) Voyez la gravure.

A cette époque eut lieu une fausse couche, qui aggrava encore la position de la malade.

Par suite des traitemens variés que l'on mit en usage, le sein devint douleureux, rouge et bosselé. Une consultation eut lieu; on qualifia cette maladie de dégénérescence squirrheuse, et alors cessa toute application locale ; on prétendit que l'opération serait le seul moyen curatif. « Mais, disait la jeune dame à l'assemblée médicale, c'est en vain que vous délibérez ; j'avais une dartre farineuse, et c'est grâce à vos poudres, vos onguens, vos emplâtres fondans, que je suis dans cette affreuse position ; je mourrai, mais l'on ne m'opérera pas ; je rejette à jamais vos secours, ils sont pires que la mort. » Accablée de douleurs physiques, son âme souffrait encore davantage : « que deviendra mon enfant ; pardonne-moi, disait-elle à son mari ; je suis coupable de tous les tourmens que tu endures ; mais j'ignorais avant mon mariage la gravité des dartres ». Enfin ayant appris, par un de leurs amis, les effets du robb régénérateur, on en parla au médecin, qui n'en désapprouva pas l'emploi. On vint me consulter, et je fis commencer le traitement sur-le-champ ; on appliqua des cataplasmes de farine de graines de lin, on pansa les ulcérations avec la pommade dépurative et quelques gouttes de laudanum liquide. Dès le troisième mois de traitement, les symptômes les plus graves avaient disparu, et cinq mois après, à peine s'il restait des traces de cette affreuse maladie : la jeune dame recouvra le sommeil et l'appétit. Sa fraîcheur revint, et la différence entre son état actuel et son état de souffrance fut tellement prompte, que j'ai cru devoir en faire le sujet de la gravure placée en tête de cet ouvrage.

INFILTRATION, DARTRE VIVE.

Au mois de septembre 1832, je fus consulté par un évêque, âgé de 68 ans, qui était atteint d'une dartre pustuleuse au menton et aux deux jambes, avec infiltration et gonflement des articulations. Le teint vermeil de sa figure annonçait la santé la plus florissante ; cependant, une ou deux fois par an , il éprouvait, depuis plus de dix années , des attaques de goutte qui le tenaient prisonnier dans son fauteuil un ou deux mois consécutifs. Il avait déjà essayé inutilement tous les moyens ordinaires , lorsqu'il vit dans la *Quotidienne* l'annonce de ma méthode ; il vint à Paris , et commença immédiatement à suivre les conseils que je lui traçai. Je fis supprimer les deux cautères qu'on lui avait mis aux jambes ; après un mois de traitement , l'inflammation avait diminué , le sommeil était meilleur ; et après vingt bouteilles de robb régénérateur et six pots de pommade dépurative , pour panser les ulcères et frictionner les articulations , il vint m'exprimer sa joie et sa reconnaissance en me montrant les plaies guéries et en m'annonçant qu'il n'avait plus eu que de faibles attaques de goutte.

FAMILLE JUIVE , LÈPRE.

Les maladies de la peau sont plus fréquentes dans les climats chauds que dans les pays tempérés. Pendant mon séjour à Smyrne et à Constantinople , j'ai été étonné de la quantité de personnes atteintes de maladies cutanées. Cependant on doit remarquer que le climat y contribue moins que la malpropreté , car les mahométans , qui ont la tête rasée, et qui sont obligés, par le Coran , de se laver la tête, les mains et les pieds cinq fois par jour, et de prendre un bain par mois et chaque fois qu'ils remplissent leurs devoirs conjugaux , y sont moins sujets que les Grecs, les juifs et les Arméniens. Un courtier qui me servait de drogman dans les bazars de Smyrne , me pria de venir chez lui pour examiner une maladie qui faisait le désespoir de toute sa famille. Il était Israélite ; sa maison, composée de quatre étages , était ornée de divans et de tapis de Perse ; on m'apporta , dans des vases d'argent, des conserves de fruits , des rafraîchissemens, puis du café et la grande pipe d'honneur ; tout chez lui annonçait une grande aisance. Il fit venir devant moi toute sa famille , composée de trois ménages différens , ayant tous deux ou trois enfans. On a une telle confiance et un tel respect pour les médecins d'Europe, que je vis plusieurs mères me supplier , les larmes aux yeux et en m'embrassant les mains ; de vouloir bien les guérir ainsi que leurs enfans , qui tous étaient comme gangrenés par une espèce de dartre lépreuse. Les uns avaient les yeux rouges et chassieux ; les autres n'avaient plus de cheveux, ni de sourcils ; les femmes étaient décrépites dès l'âge de vingt ans ; les maris malades étaient écrouelleux, rachitiques et comme privés de facultés intellectuelles. Cette maladie, qui me semble être une dégénéressence de la lèpre, dure depuis fort long-temps dans cette famille, car la loi de Moïse, forçant les juifs de se marier entre eux , immobilise les maladies constitutionnelles comme des héritages inaliénables. Je ne leur cachai pas que la plupart me paraissaient incurables ; cependant nous commençâmes le traitement dépuratif pour six d'entre eux qui me parurent offrir le plus de chances de guérison ; en effet, un mois après, par l'usage du robb et de la pommade dépurative , à mon retour de Constantinople , j'en trouvai quatre qui étaient presque entièrement rétablis ; deux autres petites filles, âgées de 11 et 12 ans, étaient moins avancées , ce qui provenait de rapports assez fréquens qu'elles avaient avec leurs fiancés, qui étaient atteints de la même maladie. Je conseillai de rompre ces projets d'union ; mais cela était aussi impossible qu'un divorce ; alors je prescrivis le même traitement aux deux jeunes futurs, qui ne s'y soumirent qu'avec répugnance , regardant les dartres comme un signe caractéristique de la tribu d'Israël, et n'en étant nullement effrayés.

ULCÈRES PUSTULEUX.

A l'époque de mon voyage en Grèce et en Turquie, je fus consulté , le 20 avril 1833 , par un officier anglais , qui, à la suite de longs voyages et de traitemens mercuriels, avait les bras couverts de croûtes squammeuses jaunâtres , et la figure remplie d'ulcères pustuleux qui avaient résisté à tous les moyens qu'il avait employés. La nuit, il ne pouvait dormir à cause des démangeaisons suivies de chaleur insupportable , comme si on lui avait répandu de l'eau bouillante sur la figure. Cette maladie allait toujours en croissant ; les fonctions se faisaient mal , l'ouïe était dure , ses yeux irrités ne pouvaient supporter la lecture ; ainsi il fallait renoncer au *Times* , aux séances du parlement, et abandonner le *Porter*, le Champagne et tous les comforts de la civilisation culinaire. Ce qui le contrariait par dessus tout, était de se voir abandonné par ses amis et même par ses domestiques , qui ne pouvaient supporter l'odeur fétide que tout son corps exhalait. Un capitaine , qui était à bord du *Francesco*, où j'étais embarqué, lui parla de ma méthode; il en fit usage , et à mon retour à Malte , le 1er août 1833 , il vint me voir au lazaret pour me demander encore quelques conseils, et m'exprimer le plaisir qu'il éprouvait d'avoir obtenu une guérison dont il désespérait. Il avait employé huit pots de pommade dépurative et vingt-deux bouteilles de robb régénérateur. Pour consolider la guérison, je lui conseillai de se soumettre encore à l'emploi de six bouteilles du robb anti-syphilitique , prescrit dans l'ouvrage que j'ai publié pour la guérison des maladies secrètes. Depuis mon retour à Paris , j'ai su que cet officier avait recouvré une santé parfaite, et qu'il allait s'embarquer pour les Indes.

GRAVELLE, ENFANS SCROPHULEUX.

Monsieur le baron de M***, ancien général de cavalerie , était affecté d'un catarrhe de vessie , par suite de rétrécissement du canal de l'urètre ; il éprouvait à chaque renouvellement de saison des atteintes de gravelle et des douleurs rhumatismales qui le faisaient horriblement souffrir. Cet état précaire durait depuis plusieurs années, lorsqu'à la suite d'un coup reçu à la jambe, se

rouvrit une ancienne blessure avec engorgement variqueux de
toutes les veines. Il fut au comble du désespoir, car depuis plusieurs années la promenade et les voyages étaient sa seule dis-
traction. Il eut recours à un remède caustique qui lui fut indiqué
par un ancien chirurgien-major de son régiment, et ce moyen
centupla les douleurs. La plaie s'irrita, les chairs en lambeaux
laissèrent voir presqu'à nu la partie antérieure des os de la jambe,
et il s'établit une suppuration qui humectait trois ou quatre livres
de charpie par jour. D'après les renseignemens fournis par le ma-
ade, il paraît que l'origine de toutes ses souffrances remontait
usqu'aux campagnes de Pologne, époque à laquelle il avait at-
trapé une gale qu'il traita militairement, et qui chaque année
révéla sa présence dans les humeurs, par quelques signes plus
ou moins marqués; en outre, il avait éprouvé de grandes fatigues
dans la carrière militaire.

Son fils, âgé de dix ans, avait toujours joui d'une mauvaise
santé, par suite d'engorgement des glandes du col, et d'éruption
au cuir chevelu ; une de ses filles éprouvait également une dévia-
tion dans la colonne vertébrale. Toutes ces indications démon-
traient clairement l'acrimonie générale du sang paternel qui s'é-
tait transmise à ses enfans, sans que cependant la mère en éprou-
vât aucune atteinte. Le général suivit le premier ma méthode par
le robb régénérateur et l'emploi de la pommade dépurative, et
après quelques mois de ce traitement, les plaies étaient guéries,
et tous les autres symptômes avaient disparu. On fit suivre le
même traitement aux enfans, à doses proportionnées à leur âge, et
en moins d'un an, leurs forces revinrent avec la santé, et ceux
qui les virent purent à peine les reconnaître. Après avoir guéri
le catarrhe de vessie, je prescrivis l'usage des *bougies médicales*
indiquées dans ma brochure sur les maladies secrètes, et la grandeur naturelle du canal fut rétablie en deux mois de temps.

HYDROCÈLE, HYDROPISIE.

M. de S***, associé dans une maison de banque, avait eu dans son enfance diverses éruptions provenant du mauvais lait de sa nourrice ; à l'âge de trois ans, il avait également été inoculé par du vaccin provenant d'un enfant scrophuleux. Cependant les bons soins de sa mère contre-balancèrent ces germes de maladie. La puberté triompha des incommodités d'enfance, et ce ne fut qu'à 25 ans que, par suite d'une partie de chasse à cheval, il ressentit un engourdissement dans les testicules ; puis survint une tuméfaction sans douleur ni rougeur. On appliqua des sangsues, des emplâtres fondans, et deux ans après, l'engorgement était tellement volumineux, qu'on fût obligé de faire l'opération de l'hydrocèle. Comme le malade n'avait jamais eu de maladie syphilitique, on négligea tout dépuratif, et six mois après, un nouvel épanchement d'eau eut lieu, non-seulement dans les bourses, mais encore dans le bas-ventre. Le teint pâle et bouffi, les extrémités infiltrées annoncèrent une hydropisie au premier degré. A cette époque, on vint me consulter ; j'annonçai qu'aucune opération ne pouvait guérir le consultant, si au préalable on ne faisait pas un traitement dépuratif. En effet, je prescrivis le robb régénérateur et des frictions avec la pommade dépurative, et le succès dépassa mes espérances et celles du malade, car dix-huit bouteilles de robb et six pots de pommade firent disparaître les symptômes d'épanchement, sans opération, et depuis quatre ans, la santé a été parfaite.

TEIGNE FURFURACÉE AU TROISIÈME DEGRÉ.

Les enfans d'un marchand de meubles, rue Saint-Antoine, étaient atteints d'une teigne muqueuse tellement grave, qu'elle se communiqua par contact à deux de leurs camarades d'école. Ils étaient en même temps couverts de furoncles à chaque printemps. Après avoir essayé les divers moyens prescrits par trois apothicaires du quartier , le père vint me trouver ; je prescrivis le robb régénérateur et la pommade dépurative , mélangée de demi-once de fleurs de soufre , et une once d'huile d'amandes, unies ensemble , et trois mois après , la guérison était parfaite.

COUP DE SANG, HÉMIPLÉGIE.

M. P***, ancien notaire , s'était retiré à la campagne avec une grande fortune. Jouissant d'une bonne santé , il y menait joyeuse vie , lorsque tout à coup , à la suite d'une partie de chasse , il fut frappé d'un coup de sang qui occasionna une paralysie du côté droit : on le saigne, on le purge, on le ventouse, le tout inutilement. Se rappelant quelques folies de jeunesse qui avaient occasionné pendant plusieurs années des pustules dartreuses , il s'imagine qu'il pourrait y avoir quelque coïncidence entre son état actuel et ses maladies passées. Alors il se décida à se frictionner la colonne dorsale avec la pommade dépurative , et à faire usage du robb régénérateur qui lui fut conseillé par son médecin, comme en désespoir de cause. Les selles se rétablirent , l'appétit revint avec le sommeil, et après cinq mois de traitement, il ne restait plus qu'un engourdissement général ; mais le malade avait recommencé à marcher. En reprenant chaque printemps ce traitement pendant deux ou trois ans , je suis convaincu que cette affection ne se renouvellera pas, pourvu qu'il suive un régime convenable.

RHUME, MALADIE DE POITRINE.

Un officier de la garde royale, âgé de trente-deux ans , vint me consulter en 1829, pour une irritation de poitrine au deuxième degré ; il était d'autant plus affecté que sa mère et une de ses sœurs étaient mortes de la même maladie. A plusieurs reprises , il avait expectoré des crachats sanguinolens , et au moindre changement de temps , il éprouvait des rhumes de poitrine qui le forçaient de garder la chambre et d'abandonner son service. Il avait les pommettes rouges , ressentait une chaleur brûlante dans tout le corps ; il éprouvait des sueurs très-abondantes aux pieds et aux mains , et malgré cette faiblesse organique , il avait les passions très-vives et les facultés intellectuelles sans aucune altération. Après avoir pris inutilement le lait d'ânesse, les eaux minérales, les pâtes, juleps, sirops pectoraux de toute nature, il se mit à l'usage du robb régénérateur, dont il avait fait usage deux ans avant pour une âcreté de sang ; il y joignit les frictions de pommade dépurative , et en moins de cinq mois, il fut presque entièrement rétabli. L'année suivante , il suivit encore le même régime, et depuis deux ans , sans être un Hercule , il n'éprouve plus aucun accident.

ONANISME.

Deux jeu es personnes de Marseille avaient été mises en pension à Paris : elles y contractèrent ces habitudes, qui jadis étaient le fléau des couvens. En moins de deux ans, leur fraîcheur et leur embonpoint disparurent ; pâles , livides et l'œil hagard , leurs membres desséchés pouvaient à peine les soutenir. On les retira de pension, on les fit surveiller exactement , et on les mit à l'usage du robb régénérateur qui contribua puissamment à leur rétablissement , ainsi que des bains de gélatine que je recommandai.

IMPUISSANCE.

Un jeune avocat s'était abandonné jusqu'à vingt-quatre ans à tous les excès d'une imagination déréglée. Éperduement amoureux d'une de ses cousines que la famille ne voulait pas lui accorder , il se corrigea de ses mauvaises habitudes. Ayant obtenu une place de substitut, on lui accorda la main de celle qu'il aimait plus que la vie. Chacun le croyait heureux ; lui seul était plongé dans une affreuse mélancolie ; car trois mois après son union , à peine s'il avait pu remplir les devoirs de sa nouvelle condition. Il m'écrivit ; je lui prescrivis le robb régénérateur et un régime très-nourrissant, et un an après, j'ai appris qu'il était père.

PALES COULEURS, MONOMANIÉ.

Mademoiselle N***, âgée de quatorze ans, n'était pas encore réglée; à l'âge de treize ans, d'une gaîté folle, elle s'occupait sans
cesse à lire des romans dont elle se croyait l'héroïne; puis, tout
à coup, elle devint triste et pieuse à l'excès; dans des accès de
mélancolie, elle ne rêvait qu'à la mort et avait une forte propension au suicide, qu'elle avait déjà essayé au moyen du charbon. Ses grands yeux noirs brillaient dans un orbite entouré d'un
cercle noir, et son teint jaune annonçait plutôt la mort que la
vie. On avait déjà employé tous les remèdes ordinaires, mais
inutilement; car son état provenait d'un vice héréditaire qu'elle
tenait de son père, qui était mort couvert de pustules provenant de sa mauvaise conduite, quand il était jeune. Cette raison détermina la famille à faire prendre le robb régénérateur,
à petites doses, à la jeune personne. Cette médication a provoqué le flux menstruel, en purifiant la masse du sang. La santé
s'est rétablie, son humeur enjouée a reparu, et deux ans après,
cette demoiselle a été citée comme l'une des plus jolies femmes de
la Chaussée-d'Antin.

AGE CRITIQUE.

Madame X***, âgée de quarante-quatre ans, avait eu plusieurs
enfans. Étant à la tête d'un des premiers magasins de Paris,
l'activité de son commerce ne lui avait jamais permis de se bien
soigner après ses couches; étant d'une santé robuste, elle n'avait
fait aucune attention aux conseils de son accoucheur. Qu'arrivat-il? il se développa des dartres vives, des pertes tous les quatre
mois, des douleurs à la tête; les cheveux devinrent blancs et
tombèrent dès l'âge de quarante ans; et chaque mois, de nouveaux symptômes se développaient malgré divers remèdes qu'elle
essayait. Enfin, d'après l'avis de son médecin, elle se mit à
l'usage du robb régénérateur, qui modifia les humeurs et fit disparaître, peu à peu, tous les accidens qui s'étaient développés;
onze mois de traitement furent nécessaires pour la guérison.

HÉMORROIDES CHRONIQUES.

M. P***, conseiller à la Cour royale , était atteint d'hémorroïdes qui le faisaient horriblement souffrir ; il avait appliqué
cinq ou six fois des sangsues qui n'avaient produit qu'un soulagement momentané. Deux bouteilles de robb ont dissipé, en dix
jours, tous les accidens qui duraient ordinairement un mois ; et
chaque fois que les hémorroïdes reparaîtront, je lui ai conseillé
d'employer le même remède jusqu'à parfaite guérison.

FOLIE, ÉPILEPSIE.

Madame la comtesse de ***, d'un tempérament nerveux,
éprouva de vifs chagrins par suite de la révolution de juillet ; son
mari , atteint d'une phthisie pulmonaire , lui donnait beaucoup
d'inquiétudes ; elle avait hérité d'une grande âcreté dans les
humeurs ; ses menstrues venaient mal, et le choléra lui causa une
telle frayeur qu'elle ne vécut , pendant plusieurs semaines qu'en-
tourée d'une atmosphère de camphre et de chlorure. A cette époque,
elle perdit le fils unique qu'elle avait, et la douleur qu'elle en
ressentit fut tellement profonde, que son organisation se trouva
comme brisée; les facultés intellectuelles furent altérées; des attaques
d'épilepsie se montrèrent de mois en mois, et la langue embar-
rassée dans la prononciation , semblait indiquer un commence-
ment de paralysie ; malgré les médicamens qu'on lui prescrivit ,
son état empirait chaque jour. Un rhume de poitrine, avec expectoration muqueuse, vint encore compliquer sa position ; elle
prétendit avoir gagné la maladie de son mari. La famille me fit
demander ; j'avoue que je crus, au premier abord, tout traitement
inutile. Cependant, après m'être entendu avec le médecin ordinaire, qui me donna tous les renseignemens désirables , je pensai
qu'en purifiant la masse du sang, peut-être modifierait-on le système nerveux. En effet , nous prescrivîmes l'eau de gruau édul-
corée avec le robb régénérateur ; peu à peu, nous augmentâmes
les doses, et à mesure nous voyions disparaître quelques symp-

tômes de la maladie; nous prescrivîmes des fiictions sur la
colonne dorsale avec la pommade dépurative ; et en moins de
cinq mois , tous les accidens avaient disparu. Plus d'attaques
nerveuses , liberté complète dans les mouvemens , et diminution
dans l'irritation de poitrine. Ce traitement fut repris le printemps
suivant, et une guérison parfaite s'ensuivit.

OBSERVATIONS TRANSMISES PAR CORRESPONDANCE.

Je pourrais citer plusieurs milliers de faits à l'appui de la
méthode que j'indique dans cette brochure , mais comme les
secrets des autrès ne m'appartiennent pas et que je ne puis pas
citer les noms et les adresses , je préfère terminer par quelques
observations qui m'ont été transmises par correspondance par divers pharmaciens et médecins.

CORRESPONDANCE DE TARBES.

Deux des enfans de M. B***, âgés d'environ huit à dix ans ,
étaient atteints, depuis environ quatre à cinq ans, de dartres
sur différentes parties du corps ; ils ont subi plusieurs traitemens et fait usage de bains et eaux thermales de tous nos
établissemens ; ces moyens ont été infructueux. L'emploi, en
deux mois, de six bouteilles de robb anti-dartreux de M. le
docteur Giraudeau de Saint-Gervais, a suffi à la complète
dépuration de cette maladie chez un enfant, et l'autre continue encore le traitement; mais j'espère annoncer, avant un
mois, une observation aussi satisfaisante que la précédente
sur sa guérison. (Ce qui a eu lieu effectivement.)

M. L*** était atteint, depuis environ six ans , de maux de
tête affreux, ainsi que de douleurs dans presque toutes les
parties du corps , avec insomnie ; le tout provenant d'une maladie ancienne, mal traitée d'abord , et ensuite combattue
par les mercuriaux qui n'ont fait que l'aggraver. L'usage de
quinze bouteilles de robb du docteur Giraudeau de Saint-

Gervais, ainsi que des bains de Barèges, ont suffi à l'entière guérison de cette maladie. **M. L***** continue encore, par précaution, l'emploi de ce médicament.

M. P*** avait, depuis trois ans, une dartre vive entre les cuisses et sur les parties génitales ; ayant fait plusieurs traitemens sans aucun fruit, il vint me demander deux bouteilles du robb régénérateur anti-dartreux de M. le docteur Giraudeau de Saint-Gervais : six bouteilles et un mois de traitement ont suffi à son entière guérison. Il continua cependant encore pendant quinze jours l'emploi de ce robb, faisant usage en même temps des bains de Barèges, afin de prévenir le retour de cette maladie.

En foi de quoi j'ai délivré la présente déclaration.

Tarbes, le 12 mars 1829.

Signé Bourriot, pharmacien.

Vu pour la légalisation, Tarbes, le 12 mars 1829.

Le maire absent : l'adjoint, signé Paceau.

Je ne peux passer sous silence une cure radicale opérée par l'usage du robb régénérateur, chez un sujet d'environ cinquante ans, ancien militaire qui, plusieurs fois, avait eu complication de syphilis et de gale, plutôt palliée que guérie dans les hôpitaux ; il lui était resté une peau squammeuse et une démangeaison insupportable : dix bouteilles de robb et un régime convenable ont fait tout disparaître ; il a dans ce moment la peau aussi douce au toucher qu'un enfant, et ne souffre plus.

Ces résultats ont été obtenus par l'usage de l'un et de l'autre de vos robbs, et je pourrais citer d'autres preuves qu'ils sont un remède précieux, faciles à prendre même en voyageant, et préférables à tous les autres tant vantés par leurs auteurs, et dont les personnes qui s'en sont servies n'en parlent que pour s'en plaindre.

Signé Rossignol, pharmacien à Blois.

Vu pour légalisation,

A la mairie de Blois.

DARTRE ANCIENNE.

M. S***, gentilhomme anglais, pour une dartre qu'il conservait depuis près de dix ans, se décida à faire usage du robb régénérateur du docteur Giraudeau de Saint-Gervais, auquel il avait confiance, vu les cures merveilleuses qu'il opère journellement : quatre bouteilles ont suffi à sa guérison.

Signé Descamps, pharmacien à Saint-Omer.

Vu pour légalisation,

Pour le maire,
Signé Lefèvre, adjoint.

VIRUS DARTREUX CONSTITUTIONNEL.

M. Lech...., atteint de dartres situées aux articulations, ayant tout employé jusqu'alors pour se débarrasser de cette terrible affection, demanda conseil à un médecin sur ce qu'il pensait du robb végétal de M. le docteur Giraudeau de Saint-Gervais, et s'il croyait que l'usage pouvait en être avantageux dans sa position ; d'après son adhésion, il fit le traitement complet en septembre 1828, et la réussite fut au-delà de son espérance.

Signé Voituret, pharm. à Dijon, rue de Condé.

Pour légalisation,
Le maire de la ville de Dijon,
Signé Villedieu de Foret.

AGE CRITIQUE, DARTRES GÉNÉRALES.

Madame du P***, âgée d'environ cinquante ans, vit tout à coup se développer chez elle, et dans différentes parties du corps, notamment sur la face antérieure des jambes, et derrière les oreilles, des dartres squammo-furfuracées assez intenses ; elle fit usage du robb anti-dartreux de M. Giraudeau de Saint-Gervais, en seconda l'effet par des lotions et un régime approprié ; et dans assez peu de temps , elle en fut débarrassée.

7 février 1829.

Signé FLEURY, pharmacien.

Vu pour légalisation , en mairie à Rennes , le 7 février 1829.

Signé TOURQUETY, adjoint.

Je soussigné, certifie que madame D***, attaquée depuis huit ans d'une dartre furfuracée , ayant subi plusieurs traitemens sulfureux, mercuriels et applications résineuses , vient d'obtenir une guérison complète par l'usage du robb dépuratif du docteur Giraudeau.

Lille , le 22 janvier 1829.

Signé MARCHAND.

Vu par nous , maire de la ville de Lille , pour légalisation, le 22 janvier 1829.

Signé le comte DE MUYSSART.

PUSTULES ET DARTRE AU MENTON.

Mademoiselle La G***, atteinte d'une large dartre au menton, avec pustules , depuis environ quatre ans , et qui avait résisté à plusieurs traitemens , a consenti à prendre le robb anti-dartreux régénérateur du sang : sept demi-bouteilles l'ont débarrassée entièrement de ce fléau rongeur.

Signé PERRIN , pharmacien à Tarascon.

Vu pour la légalisation ,

Pour le maire de Tarascon,

Signé MARLET, adjoint.

ABCÈS DARTREUX AUX JAMBES.

Le pharmacien soussigné, certifie que le robb végétal de M. le docteur Giraudeau de Saint-Gervais a radicalement guéri une dartre que M. A*** portait à la jambe droite depuis six ans. Cette guérison a été terminée dans l'espace de moins soixante jours ; depuis un an , il n'est rien reparu.

Signé RICHELET, pharmacien à Vesoul.

Vu pour la légalisation ,

Le maire de Vesoul ,

Signé BAULMONT.

DARTRE AU NEZ.

M. ***, ancien procureur-général , ayant toujours mené une vie régulière , sans avoir jamais contracté aucune maladie contagieuse , était atteint d'une dartre vive aux ailes du nez. M. Alibert l'avait traité pendant plus de six mois inutilement ; enfin , il eut connaissance des cures opérées par le robb ; il en fit usage , et deux mois et demi après , tous les symptômes avaient cessé. Ses enfans , qui tous portaient le même vice dartreux , mais qui n'avaient que des dartres farineuses , furent soumis au même remède , et quelque temps après , toute la famille était débarrassée de cette affreuse maladie de peau.

DARTRE REBELLE.

M. X***, habitant la commune de C., ayant une dartre en suppuration sur l'épaule gauche depuis plusieurs années , et ne sachant que faire pour s'en débarrasser, prit une bouteille de robb régénérateur du sang , que je lui livrai ; quelque temps après , il revint fort content des effets qu'avait produits le sirop ; il a obtenu une parfaite guérison après avoir fait usage de huit bouteilles.

Toulouse , le 9 mai 1829.

Signé CAMPAGNE, pharmacien.

Vu pour légalisation , le maire par intérim ,

Signé S. RAYMOND, adjoint.

PARALYSIE ET DOULEURS RHUMATISMALES.

M. Ch., officier de la garnison de Strasbourg, affecté de douleurs rhumatismales qu'il ressentait dans toutes les parties de son corps, et alité depuis trois ans, a été soigné par des médecins et chirurgiens distingués, qui le traitèrent pour des dartres internes, et ne purent lui porter qu'un faible soulagement. Ce malade, toujours souffrant, et désespéré de son état, prit conseil auprès d'eux s'il pouvait user du remède du docteur Giraudeau de Saint-Gervais, ce qui fut approuvé. Le malade en fit usage, et au bout de huit bouteilles de robb végétal, il fut en état de se lever, et fut délivré de ses douleurs.

BOUTONS DARTREUX, ALTÉRATION DE LA SANTÉ.

M. Wag...., habitant une petite ville de ce département, était incommodé de boutons dartreux qui couvraient une partie de son visage, et sa santé était très-altérée ; il se fit long-temps traiter, mais sans succès ; enfin, il fut informé des bienfaits que produisait le robb dépuratif du docteur Giraudeau de Saint-Gervais ; il en prit trois bouteilles, qui le guérirent si bien, qu'il écrivit au dépositaire en ces termes :

« Monsieur, je ne saurais assez me louer du bon effet que » votre remède a produit chez moi ; il a rendu le ton à ma » santé, et je suis mieux portant que jamais.

» Recevez l'expression de ma considération très-distinguée.

WA..... »

POLYPE DARTREUX.

Un commerçant de Strasbourg portait depuis trente ans un polype dans la fosse nasale droite ; il avait employé, pour la guérison, toutes sortes de remèdes, et même subi l'opération ; mais tendance du polype à repulluler, il avait même repris tant d'accroissement, qu'il obstruait le passage du nez, et occasionnait au malade une odeur des plus fétides ; il chercha enfin à détruire la cause du mal , et fit pour cela usage du robb du docteur Gîraudeau. Ce robb lui procura, au bout de quelques bouteilles , une guérison radicale.

Les trois observations ci-dessus transmises par M. Schaef-fer , chirurgien.

Pour légalisation , à la mairie ,

Signé de Kremgruger.

GUÉRISON DE DARTRES REBELLES.

M. B***, âgé de cinquante-cinq à soixante ans, d'une constitution forte, était affecté d'une dartre au bras depuis l'époque du siége de cette ville : il avait consulté divers médecins et employé différens remèdes, qui n'avaient abouti qu'à le soulager momentanément. A chaque printemps surtout, ses souffrances augmentaient. C'est à cette époque de l'année passée qu'il se décida à prendre le robb du docteur Giraudeau de Saint-Gervais , aidé des conseils du docteur F.... D'abord la démangeaison n'en devint que plus vive et plus animée ; les bains de mauve , de réglisse , et des cataplasmes furent employés avec succès pour la combattre , et l'usage de douze bouteilles de robb procurèrent au malade une guérison parfaite et radicale. Depuis cette époque, j'ai vu M. B***, qui m'a dit se trouver parfaitement bien.

Signé Vernet , pharmacien.

Vu par nous , maire de Lyon , pour légalisation.

Lyon , le 14 mars 1829.

Signé Bornay.

J'aurais pu grossir cet ouvrage , soit par des observations , soit par des réflexions théoriques ; mais les gros volumes sont fastidieux, et un tableau concis des maladies organiques m'a paru plus instructif et plus utile que le long étalage d'une érudition pédantesque. Partisan de la médecine philosophique, je ne suis enrôlé sous aucune bannière systématique ; je pense que les Pinel et les Broussais, par suite des ouvertures cadavériques, ont fait faire des progrès immenses à la médecine moderne ; mais pourquoi abandonner les découvertes anciennes sur l'altération des fluides, qui jadis ont fait le tour du monde ? Ces théories savantes, malgré de fréquentes attaques, ont traversé plusieurs siècles pour arriver jusqu'à nous, avec tout leur éclat premier et peut-être plus utiles encore, puisqu'elles se sont dépouillées, dans leur long trajet, des attraits mensongers dont on les avait parées à leur naissance.

C'est en combinant les théories anciennes et modernes, en étudiant les désordres organiques au lit des malades et dans les amphithéâtres, que je suis parvenu à la découverte de la méthode que j'ai indiquée dans cet ouvrage. Les médecins de notre époque se bornent à ordonner la diète, des sangsues et des tisanes insignifiantes ; comment peut-on espérer triompher des maladies avec de pareilles armes ? La médecine d'observation a fait de grands progrès depuis quarante ans, et c'est en réunissant dans un seul faisceau les propriétés reconnues de divers médicamens, qu'on peut parvenir à régénérer les humeurs et à guérir un grand nombre d'affections chroniques, toutes plus hideuses les unes que les autres, et qui étaient regardées jadis comme le désespoir de la médecine et le fléau du genre humain. Je pense avoir résolu ce problème médical en faisant composer le robb régénérateur et la pommade dépurative, et je suis confirmé dans cette opinion par les succès que j'ai obtenus depuis un grand nombre d'années, par les éloges de tous les journaux, et par la vogue universelle dont jouit ce traitement dans le monde entier.

CONSULTATIONS GRATUITES

PAR CORRESPONDANCE.

Le docteur Giraudeau de Saint-Gervais est visible chez lui, rue Richer, n° 6 bis, le matin, de 9 à 11 heures. Il n'a pas besoin de voir les malades pour répondre à leurs lettres de consultations ; il lui suffit de connaître : 1° leur *âge ;* 2° leur *sexe ;* 3° leur *profession ;* 4° leur *constitution ;* 5° le nombre de *traitemens* qu'ils ont *subis ;* 6° l'*époque* précise de la maladie ; 7° décrire les *signes* ou *symptômes* qu'ils éprouvent.

On peut lui écrire en anglais, en allemand ou en italien.

CONTREFAÇON.

N. B. Depuis quelque temps, la cupidité a excité de nouveaux contrefacteurs qui rachètent les bouteilles vides de robb et les remplissent. Pour prévenir les accidens qui pourraient en résulter, et qui nuiraient à la réputation du remède, tous les malades sont instamment priés, dans leur intérêt, d'enlever les étiquettes et de briser les flacons.

Il est essentiel de faire attention à la signature de l'étiquette et surtout au timbre noir, pareil à celui placé plus bas, et imprimé sur papier bleu, qui forme la coiffe des bouteilles, et aux *deux cachets en cire verte* qui se trouvent sur les pots de pommade dépurative et sur les bouteilles de robb régénérateur, dans le verre desquelles est incrustée la même empreinte.

Le robb et la pommade sont en outre scellés extérieurement par un timbre sec en relief sur une bande de papier portant ces mots : *Méthode végétale,* laquelle doit toujours être intacte.

Timbre noir et modèle des deux cachets en cire verte.

Signature de l'étiquette.

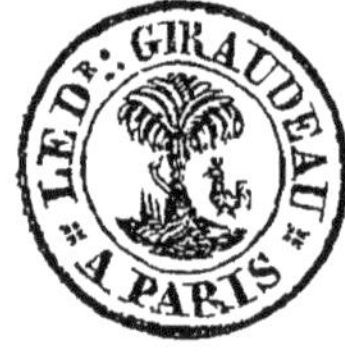

AVIS DE L'AUTEUR.

Le prix du Robb est fixé à 12 fr. la grande bouteille, 6 fr. la demi-bouteille, et 3 fr. la Pommade dépurative. On l'aura à ce prix dans toutes les villes de France, en Belgique, en Hollande, en Suisse, en Allemagne et en Angleterre. La brochure servant d'instruction se délivre gratis.

LISTE GÉNÉRALE DES PHARMACIENS

AUXQUELS ON POURRA S'ADRESSER AVEC CONFIANCE POUR SE PROCURER

LE ROBB RÉGÉNÉRATEUR ET LA POMMADE DÉPURATIVE.

Dépôt à Paris, rue J.-J. Rousseau, n° 21, chez le Pharmacien.

Départemens.	Villes.	Pharmaciens, etc.
AIN.	Bourg,	Martinet.
	Belley,	Martin.
	Nantua,	Valot.
AISNE.	La Fère,	Flavignon.
	St-Quentin,	Lebret.
	Chauny,	Lacœuille.
	Vervins,	Mallo.
	Soissons,	Tisserand.
	Laon,	Vaudin.
ALLIER.	Cusset,	Bataille.
	Moulins,	Meric.
ALPES (B.-)	Sisteron,	Robert.
ALPES (H.-)	Embrun,	Chapuzet.
	Gap,	Silve.
ARDÈCHE.	Aubenas,	Maurin.
	Privas,	Vergnes.
ARDENNES.	Sédan,	Bourguignon, sr de Barbet.
	Mézières,	Cassan Chayaux.
	Rethel,	Lorphelin.
AUBE.	Troyes,	Vᵉ André et Anner
	Urville,	Denogent.
AUDE.	Limoux,	Ay aîné.
	Carcassonne,	Boussaguet.
	Narbonne,	Caffort.
	Casteinaudary,	Rous.
AVEYRON.	Rodez,	Dejean.
	St-Affrique,	Vernhet.
	Villefranche,	Vergnes.
BOUCHES-DU-RHÔNE.	Arles,	Dumas aîné.
	Aix,	Icard.
	Tarascon,	Perrin.
	Marseille,	Thumin, rue de Rome, n. 46.
CALVADOS.	Caen,	Guerin, rue St-Pierre.
	Vire,	Gournay.
	Falaise,	Mariolle.
	Lisieux,	Henoult, success. de Mondchard.
CANTAL.	Mauriac,	Deydier.
	Chaudes-Aigues,	Deverdier, doct.-médecin.
CHARENTE.	Barbezieux,	Bassuet.
	Angoulême,	Hillairet.
	Ruffec,	Lapeyre.
	Aigre,	Ingrand.
	Cognac,	Thaumur.
CHARENTE-INTÉRIEURE.	La Rochelle,	Carriveau.
	Marans,	Fleury.
	Rochefort,	Masseau.
CHER.	Vierzon,	Escallier.
	Bourges,	Godin.
CORRÈZE.	Brives,	Lafosse.
	Tulle,	Rainaud.
	Ussel,	Rigaudie.
CORSE.	Ajaccio,	Antoine Beverini
	Porto-Vecchio,	Filippi.
	Bastia,	Saint-Denis.
CÔTE-D'OR.	Alise-Ste-Reine,	Hospice civil.
	Beaune,	Barberet.
	Dijon,	Boisseau, succ. de Voituret.
	Auxonne,	Deville Bichot.
	Nuits,	Levêque.
	Seurre,	Tisy.
	Arnay-le-Duc,	Verlon.
CÔTES-DU-NORD.	Dinan,	Robert.
	Guingamp,	Aldebert.
	Lannion,	Darnal.
	St-Brieux,	Frogé.
CREUSE.	Lasouterraine,	Dardanne.
	Aubusson,	Pepin jeune.
DORDOGNE.	Térasson,	Lapeyre.
	Bergerac,	Laroche.
	Périgueux	Maigne, pr des bains
	Nontron,	Queroy.
	Riberac,	Rouchaud.
	Thiviers,	Theulier.
DOUBS.	Pontarlier,	Roland.
DRÔME.	Valence,	Accarie.
	Montélimart,	Bonnet.
	Die,	Breynat.
	Nions,	Chauvet.
EURE.	Evreux,	Boutigny.
EURE-ET-LOIR.	Chartres,	Barrier.
	Nogent-le-Rotrou,	Lebourdais.
	Dreux,	Mare.
FINISTERE.	Morlaix,	Danet.
	Brest,	Freslon jeune.
	Quimper,	Fatou.
GARD.	Nismes,	Ducros, succr de Buisson, rue de la Fruiterie.
	Allais,	Bourgogne.
	Vigan,	Commeiras.
	Pont-St-Esprit,	Mermet.
GARONNE (HAUTE-).	Toulouse,	Campagne, rue Pharaon, n. 52.
GERS.	Auch,	Boubée.
	Mirande,	Bonpunt.
	Condom,	Manas.

Département	Ville	Nom
GIRONDE.	Libourne,	Boutin.
	Ste-Foy-la-Grande,	Labrunie.
	Bordeaux,	Mancel, place Ste-Colombe, 54
HÉRAULT.	Montpellier,	Bories, doct. méd. et pharmacien.
	Béziers,	Labeilhe.
	Bédarieux,	Rouvière.
ILLE-ET-VILAINE.	St-Malo,	Béatrix.
	La Guerche,	Leroy.
	Vitré,	Danicourt.
	Rennes,	Fleury.
INDRE.	Fougère,	Heude.
	Leblanc,	Courtin.
	Issoudun,	Goinbaut.
	Argenton,	Victor Pepin.
	Châteauroux,	Peyrot.
INDRE-ET-LOIRE.	Chinon,	Guépin.
	Loches,	Mendes.
	Tours,	Micque, sᵣ de Margueron rue Royale.
ISÈRE.	Pont-Beauvoisin,	Pravas.
	Grenoble,	Savoye.
	Vienne,	Guérin.
JURA.	Lons-le-Saulnier,	Poirrier, success. de Boussaud.
	St-Claude,	Gerillard.
	Dôle,	Lecoynet.
	Salins,	Roche.
LANDES.	Mont-de-Marsan,	Bergeron.
	Dax,	Mérac.
LOIR-ET-CHER.	Romorentin,	Buzelin.
	Blois,	Rossignol.
LOIRE.	St-Etienne,	Couturier.
	Roane,	Labor.
	Rive-de-Gier,	Guyot.
HAUTE-LOIRE.	Brioude,	Herauld.
	Puy,	Joyeux.
LOIRE-INF.	Ancenis.	Mahaud.
	Nantes,	Vidie, droguiste.
LOIRET.	Jonjac,	Choinet.
	Orléans,	Paque.
LOT.	Cahors,	Baldy.
	Figeac,	Delclaux.
LOT-ET-GARONNE.	Aiguillon,	Nugues de Lille, doct.-médecin.
	Mézin,	Laplaine.
	Nérac,	Ricard.
LOZÈRE.	Mendes,	Marcé.
MAINE-ET-LOIRE.	Angers.	Guérincau.
	Beaugé,	Goursault Mardeau
	Lion-d'Argent,	Grimault de Jailly
MANCHE.	Avranche,	Anger.
	Villedieu,	Aimé Besnou.
	Coutance,	Guilbert.
	Saint-Lo,	Doray.
	Cherbourg,	Godefroy.
	Valogne,	Salles.

Département	Ville	Nom
MARNE.	Meaux,	Lugan.
	Rheims,	Jolicœur.
	Sézanne,	Lecomte Siméon.
	Epernay,	Peudefer.
	Vitry-le-Français,	Leroux.
MARNE (HAUTE-).	Bourbonne-les-Bains,	Bézu.
	Juesey,	Guyot.
	Langres,	Rebilly.
	Vesoul,	Richelet.
	Chaumont,	Regnard.
	St-Dizier,	Delorme.
MAYENNE.	Laval,	Mullot.
MEURTHE.	Lunéville,	Delcominet.
	Vic,	Leclercq.
	Sarrebourg,	Mariatte.
	Nancy,	Suard.
	Toul,	Toussaint.
	Phalsbourg,	Harvich.
MEUSE.	Bar-le-Duc,	Picquot.
	Verdun,	Tristant.
	Stenay,	Viller.
	St-Mihiel,	Planté.
MORBIHAN.	Lorient,	Bizos.
	Vannes,	Lecuidon.
MOSELLE.	Metz,	François, succes. de Dessertenne.
NIÈVRE.	Nevers,	Bourgeot Mérijo.
	Castillon,	Gaudry de Laderrière.
NORD.	Roubaix,	Beghin.
	Douai,	Cocqueau.
	Condé,	DeschampsRueff.
	Turcoing,	Fontaine.
	Avesnes,	Grossier Buiferet.
	Landrecy,	Lambert.
	Valenciennes,	Millot.
	Maubeuge,	Maillard.
	St-Amand,	Plinhard.
	Dunkerque,	Stival.
	Cambrai,	Tordeux.
	Lille,	Tripier frères.
	Bailleul,	Verhey Lewegne.
OISE.	Compiègne,	Baudequin.
	Méru,	Groux.
	Beauvais,	Larsonneur.
	Noyon,	Lequeux.
ORNE.	Mortagne,	Godard.
	Allençou,	Desnos.
	Domfront,	Delente.
	Tinchebray,	Miqueard.
	Argentan,	Laîné.
PAS-DE-CALAIS.	St-Omer,	Descamps.
	Aire,	Vincent Duquesne.
	Calais,	Grandin.
	Arras,	Thuillier.
	Boulogne,	Vandoysen.
	Bapaume,	Dubois.

Département	Ville	Nom
PUY-DE-DÔME.	Clermont-Ferrand,	Aubergier.
	Riom,	Barse.
	Ambert,	Crozet.
	Thiers,	Defraisses.
PYRÉNÉES (BASSES-).	Bayonne,	Lebœuf.
	Orthez,	Maignes.
	Oleron,	Puissant.
PYRÉNÉES (HAUTES-)	Gap,	Silve, libraire.
PYRÉNÉES-ORIENTALES	Perpignan,	Dalverny.
RHIN (BAS-)	Strasbourg,	Schæffer, chirurg, place St-Pierre-le-Jene, n. 1.
RHIN (HAUT)	Mulhouse,	Claude.
	Colmar,	Duchampt.
	Belfort,	Parisot.
RHÔNE.	Beaujeu,	Gelin.
	Lyon,	Vernet, place des Terreaux.
SAÔNE (HAUTE).	Luxeuil,	Drahan.
	Jussey,	Guyot.
SAÔNE-ET-LOIRE.	Autun,	Cosserel.
	Mâcon,	Lacroix.
	Tournus,	Munier.
	Châlons,	Suchet.
	Cluny,	Blanc.
SARTHE.	Mans,	Blin.
	Sablé,	Enjubault.
	Mamers,	Hupier.
	St-Calais,	Heurtebise.
	La Flèche,	Moreau.
SEINE.	Paris,	Royer, rue J.-J. Rousseau, n. 21.
SEINE-ET-MARNE.	Provins,	Bellanger.
	Meaux,	Lugan.
SEINE-ET-OISE.	Pontoise,	Bréchot.
	St-Germain,	Fournier.
	Arpajon,	Le Blanc.
	Versailles,	Renaud.
SEINE-INFÉRIEURE.	Elbeuf,	Dupont Lisieux.
	Rouen,	Beauclair, boulevard Cauchoise, n. 6 bis.
	Havre,	Lemaire Maillard et comp.

Département	Ville	Nom
SEINE-INFÉRIEURE.	Neufchâtel,	Loisnel.
	Darnetal,	Lesguillez.
	Dieppe,	Lefebvre.
	Ivetot,	Lemetais.
SOMME.	Amiens,	Chéron.
	Roye,	Coulon.
	Albert,	Cary Georgens.
	Montdidier,	Ganot.
	Péronne,	Louvet.
	Abbeville,	Pérochaud, succ. Delacroix.
	Gamache,	Leraillé.
TARN.	Castres,	Parayre.
	Albi,	Gardel.
TARN-ET-GARONNE.	Moissac,	Feyt, libraire.
	Montauban,	Martrès.
VAR.	Brignolles,	Brun.
	Draguignan,	Dupré.
	Grasse,	Giraudy.
	Antibes,	Riouffe.
	Toulon,	Méric.
	Luc (au),	Votrain.
VAUCLUSE.	Apt,	Blaze.
	Avignon,	Rouvière.
VENDÉE.	Fontenay,	Biré.
	Sables-d'Olonne,	Chassant.
	Bourbon,	Pertuzet.
VIENNE.	Civray,	Brau Duclos.
	Poitiers,	Chandort.
	Montmorillon,	Depouget.
VIENNE (HAUTE-).	St-Léonard,	Chapelet, doct.-méd. et pharm.
	Neufchâteau,	Lefèvre.
	Limoges,	1o Recules. 2o Malaud.
	Rochechouart,	Pindray.
VOSGES.	Epinal,	Bataille.
	Saint-Dié,	Noel.
	Mirecourt,	Pommier.
	Neufchâteau,	Lefebvre.
YONNE.	Joigny,	Constantin Courtois.
	Tonnerre,	Roy.
	St-Florentin,	Smetana.

CORRESPONDANS ÉTRANGERS.

Villes.	Royaumes.	Noms.
ALEP,	Turquie,	Molinari.
ALEXANDRIE,	Égypte,	Escalon.
AMSTERDAM,	Hollande,	Massignac, Kalverstaar 165.
ANVERS,	Belgique,	Vandevelde.
BALTIMORE,	États-Unis,	Ducatel.
BAHIA DE TODOS SANTOS,	Brésil,	Loup et comp.
BERNE,	Suisse,	Rothen.
BRUGES,	Belgique,	Lebrun, nég. en vin et tabac.
BRUXELLES,	Belgique,	Descordes Gautier
BUÉNOS-AYRES,	Amérique,	Guérin fils, Séris et comp.
CADIX,	Espagne,	Lobé.
CALCUTA,	Bengale,	Coquerelle.
CAROUGE,	Suisse,	Alex. Castan.
CAYENNE,	Amérique,	Chevalier.

Catane,	*Sicile,*	Goetano Mirone Petrasino.
Cayes,	*Rép. d'Haïti,*	Jean Soray.
Chambéry,	*Piémont,*	Bellewin.
Charles-Town,	*Caroline,*	Georges Hopley.
Chaux-de-Fonds,	*Suisse,*	Vielle.
Constanti-nople,	*Turquie,*	Ottoni.
Corfou,	*Iles-Ioniennes,*	Nic. Mouton.
Courtray,	*Belgique,*	Vander Erpt.
Fernambouc,	*Amérique,*	Naudin.
Fort-Royal,	*Martinique,*	Bléaud.
Francfort,	*Allemagne,*	Kraus, place d'armes.
Funchal,	*Ile-de-Madère,*	Monteiros et c.
Furnes,	*Belgique,*	Duclos.
Gand,	*Belgique,*	Froment.
Gênes,	*Piémont,*	Yves Gravier.
Genève,	*Suisse,*	Raymond, s^r de Peschier.
Gibraltar,	*Espagne,*	Lagrave et la Poulie.
Hambourg,	*Allemagne,*	Joannes Kuhl.
Havane,	*Antilles,*	Escapachino.
Ile-Saint-Michel,	*Açores,*	Lopes Peira, docteur-médecin.
Ile-de-la-Madelaine,	*Sardaigne,*	Ange Viggiani.
Jérémie,	*St-Domingue,*	Plautin, docteur.
Lamentin,	*Martinique,*	Rocque.
Larnica,	*Chypre,*	Callimery.
Liége,	*Belgique,*	Lafontaine.
Lisbonne,	*Portugal,*	Paul Martin.
Livourne,	*Toscane,*	Ghelardi.
Londres,	*Angleterre,*	Barbe, 6o, Quadrant-Regenne-Street.
Malte,	*Ile de*	Jetck. Lorenzo Zammit.
Marie-Ga-lande,	*Guadeloupe,*	Pelissie Guesnon.
Messine,	*Sicile,*	Come Peronet, négociant.
Monaco,	*(principauté de)*	Muratore.
Mons,	*Belgique,*	Mathieu.
Montévidéo,	*Amérique,*	Robillard.
Naples,	*Italie,*	Guillaume, nég
Napoli-de-Romanie,	*Grèce,*	Nicolas Zavizi no.
Neufchatel,	*Suisse,*	Borel.
New-Yorck,	*Etats-Unis,*	Dozeville.
Nice,	*Piémont,*	Clément, docte médecin,
Norfolk,	*Etats-Unis,*	Albert Dormant
Nouvelle-Orléans,	*Etats-Unis,*	Dufilho.
Ostende,	*Belgique,*	Ve Druant.
Palerme,	*Sicile,*	Ig. Pasqualli. Romegas.
Pesaro,	*Italie,*	Almerico Luzzi.
Pise,	*Toscane,*	François Carra
Pointre-a-Pitre,	*Guadeloupe,*	Gibert et comp.
Port-au-Prince,	*Rép. d'Haïti,*	Manière.
Port-Louis,	*Ile-Maurice,*	Letellier.
Rio-Janéiro,	*Brésil,*	Plancher.
Santiago-de-Cuba,	*Ile-Bourbon,*	Eug. Sallier et comp.
St.-Denis,	*Ile-Bourbon,*	Lepivain.
St.-Domingo,	*partie espa-gnole,*	Guerréro.
St.-Louis,	*Sénégal,*	Ve Benis et fils.
St.-Pierre,	*Martinique,*	Morin.
St.-Sébas-tien,	*Espagne,*	Catarain.
Smyrne,	*Turquie,*	Bonhomme.
Touganrog,	*Crimée,*	Crespin.
Tournay,	*Belgique,*	Carrette.
Tunis,	*Afrique,*	Perasse et Ré.
Véra-Cruz,	*Mexique,*	Adoue frères.
Verviers,	*Belgique,*	Adolphy.
Zante,	*Iles-Ionien-nes,*	Dionisio.

PARIS. — A. MOREAU, IMPRIMEUR, RUE MONTMARTRE, N° 39.

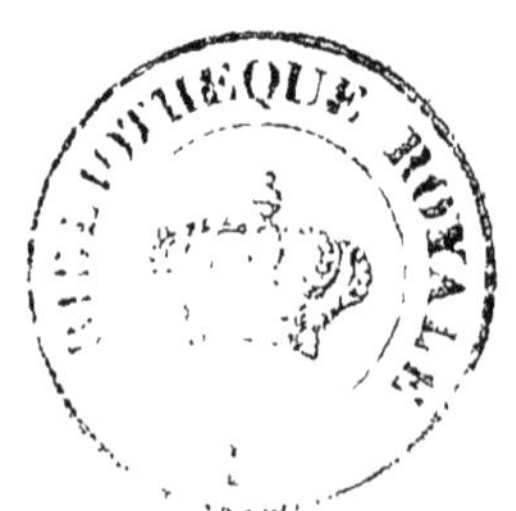